Pharmakologie und klinische Anwendung hochdosierter B-Vitamine

Frankfurter Seminare
für
Klinische Pharmakologie

N. Rietbrock (Hrsg.)
unter Mitarbeit von B. Keller-Stanislawski

Pharmakologie und klinische Anwendung hochdosierter B-Vitamine

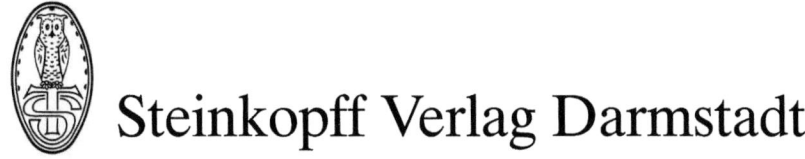

Steinkopff Verlag Darmstadt

Anschrift des Herausgebers:
Prof. Dr. N. Rietbrock
Abteilung für Klinische Pharmakologie
Klinikum der Johann Wolfgang Goethe-Universität
Theodor-Stern-Kai 7
6000 Frankfurt 70

Die Deutsche Bibliothek – CIP-Einheitsaufnahme

Pharmakologie und klinische Anwendung hochdosierter B-Vitamine / N. Rietbrock (Hrsg.).
Unter Mitarb. von B. Keller-Stanislawski. – Darmstadt : Steinkopff, 1991
  (Frankfurter Seminare für klinische Pharmakologie)
  ISBN-13:978-3-642-85411-8   e-ISBN-13:978-3-642-85410-1
  DOI: 10.1007/978-3-642-85410-1

NE: Rietbrock, Norbert [Hrsg.]; Keller-Stanislawski, Brigitte

Dieses Werk ist urheberrechtlich geschützt. Die dadurch begründeten Rechte, insbesondere die der Übersetzung, des Nachdrucks, des Vortrags, der Entnahme von Abbildungen und Tabellen, der Funksendung, der Mikroverfilmung oder der Vervielfältigung auf anderen Wegen und der Speicherung in Datenverarbeitungsanlagen, bleiben, auch bei nur auszugsweiser Verwertung, vorbehalten. Eine Vervielfältigung dieses Werkes oder von Teilen dieses Werkes ist auch im Einzelfall nur in den Grenzen der gesetzlichen Bestimmungen des Urheberrechtsgesetzes der Bundesrepublik Deutschland vom 9. September 1965 in der Fassung vom 24. Juni 1985 zulässig. Sie ist grundsätzlich vergütungspflichtig. Zuwiderhandlungen unterliegen den Strafbestimmungen des Urheberrechtsgesetzes.

Copyright © 1991 by Dr. Dietrich Steinkopff Verlag, GmbH & Co. KG, Darmstadt
Softcover reprint of the hardcover 1st edition 1991

Verlagsredaktion: Dr. Maria Magdalene Nabbe – Herstellung: Heinz J. Schäfer

Die Wiedergabe von Gebrauchsnamen, Handelsnamen, Warenbezeichnungen usw. in dieser Veröffentlichung berechtigt auch ohne besondere Kennzeichnung nicht zu der Annahme, daß solche Namen im Sinne der Warenzeichen- und Markenschutz-Gesetzgebung als frei zu betrachten wären und daher von jedermann benutzt werden dürften.

Gesamtherstellung: Druckerei Meininger, Neustadt
Gedruckt auf säurefreiem Papier

Vorwort

Vitamine sind organische Moleküle, die in kleinen Mengen in unserer täglichen Nahrung vorkommen, in allen Lebensformen nahezu die gleichen Funktionen ausüben und erfüllen. Sie sind für den Organismus essentielle Substanzen. In der Regel sind für den gesunden Menschen wenige Milligramm vonnöten, um den ordnungsgemäßen Ablauf des Stoffwechsels sicherzustellen.

Der Vitamin-B-Komplex zählt zu den wasserlöslichen Vitaminen. B_1, B_6 und B_{12} sind Bestandteile von Coenzymen:

B_1 als Thiaminpyrophosphat,
B_6 als Pyridoxalphosphat und
B_{12} als Cobalamin-Coenzyme.

Gemeinsames Kennzeichen aller Enzyme, die Thiaminpyrophosphat verwenden, ist der Transfer von aktivierten Aldehydeinheiten. Pyridoxalphosphat ist ein außerordentlich vielseitiges Coenzym, welches zahlreiche Reaktionen von Aminosäuren katalysiert, Eliminierungs- und Austauschreaktionen am β- und γ-Kohlenstoffatom von Aminosäuresubstraten.

Nicht die Substitution von B_1 oder B_6 bei Mangelerscheinungen, sondern die enterale oder parenterale Applikation von Megadosen, einzeln oder in Kombination, steht heute im Mittelpunkt. Bei Vitaminmangelzuständen ist eine hochdosierte therapeutische Anwendung erforderlich. Sie ist nicht nur notwendig bei Vitamindepletion, sondern z. B. auch zur Behandlung bestimmter genetisch bedingter Stoffwechselstörungen. Bei Erkrankungen des peripheren Nervensystems ist die Anwendung hochdosierter B-Vitamine ebenfalls klinische Praxis.

Dieses Frankfurter Seminar für klinische Pharmakologie hat zum Ziel, die neuesten pharmakologischen und klinischen Untersuchungsergebnisse auf diesem Gebiet vorzustellen. Es sollte der Versuch gemacht werden, Befunde vorsichtig zu interpretieren und, falls es möglich ist, neu zu bewerten, um so eine rationale Bewertung der therapeutischen Bedeutung von B-Vitaminen auf der Basis des wissenschaftlichen Erkenntnismaterials zu ermöglichen.

Januar 1991   N. Rietbrock

Inhaltsverzeichnis

Vorwort V

Pharmakokinetik

Pharmakokinetik der Vitamine B_1, B_6 und B_{12} nach einmaliger und wiederholter intramuskulärer und oraler Applikation
Keller-Stanislawski, B., S. Harder, N. Rietbrock 3

Nichtlineare Kinetik von Thiamin
Weber, W. 11

Pharmakokinetik der Cobalamine: Cyano-, Hydroxo-, Methylcobalamin
Loew, D. 21

Pharmakodynamik

Pharmakodynamische Wirkung hoher Dosen von B-Vitaminen
Bässler, K. H. 31

Beeinflussung experimentell induzierter Nervenläsionen durch B-Vitamine – Morphologische Untersuchungen am N. saphenus von Kaninchen
Becker, K.W., E.-W. Kienecker 37

Die Wirkung von B-Vitaminen in experimentellen Modellen peripherer Nervenleiden
Reeh, P. W. 51

Klinische Anwendung

Methodische Voraussetzungen für die Diagnose und Verlaufskontrolle von Neuropathien
Nix, W. A. 69

Therapeutische Alternativen bei Neuropathien
Reiners, K. 77

Der Einfluß von Neurobion auf die Temperatursensibilität bei Patienten mit diabetischer Polyneuropathie. Ergebnisse einer plazebokontrollierten, doppelblinden Pilotstudie
Janka, H. U., S. Rietzel, H. Mehnert 87

Der Beitrag von B-Vitaminen in der Therapie von Wirbelsäulensyndromen
Koch, E. M. W., A. Erhardt 99

Doppelblinde, randomisierte Vergleichsprüfung von Diclofenac plus Vitamin B$_1$ und B$_6$ versus Diclofenac bei der Behandlung von Patienten mit akutem Lendenwirbelsäulensyndrom
Kuhlwein, A., E. M. W. Koch 107

Nutzen-Risiko-Bewertung einer hochdosierten B-Vitamintherapie
Pietrzik, K., M. Hages 115

Pharmakokinetik

Pharmakokinetik der Vitamine B_1, B_6 und B_{12} nach einmaliger und wiederholter intramuskulärer und oraler Applikation

B. Keller-Stanislawski, S. Harder, N. Rietbrock

Abteilung für Klinische Pharmakologie, Klinikum der Johann Wolfgang Goethe-Universität, Frankfurt/Main

Einleitung

Hochdosierte Vitaminkombinationen werden zur gezielten Therapie bestimmter akuter und chronischer Krankheitszustände vornehmlich des neurologischen Formenkreises eingesetzt [1, 4]. Dabei ist laut AMG Paragraph 22 Abs. 3a zu prüfen, ob „jeder arzneilich wirksame Bestandteil (eines Kombinationspräparates) einen Beitrag zur positiven Beurteilung des Arzneimittels leistet".

Daher sind folgende Kriterien zur Bewertung fixer Vitaminkombinationen zu untersuchen [6]:

1. Die jeweiligen Vitamine in der Kombination müssen ausreichend resorbierbar sein.
2. Die jeweiligen Vitamine müssen hinsichtlich des pharmakokinetischen Profils und des notwendigen Dosierungsintervalls aufeinander abgestimmt sein.
3. Die Vitamine müssen in einem Mengenverhältnis vorliegen, in dem jede Einzelkomponente zu der beabsichtigten Wirkung beiträgt. Das Mengenverhältnis muß außerdem so gewählt sein, daß die Unbedenklichkeit der Anwendung für Patienten bei gegebener Indikation gewährleistet ist.

B-Vitamine sind Vorstufen von Co-Enzymen, deren Wirkmechanismen heute gut bekannt sind. Dennoch liegen wenige z. T. widersprüchliche Befunde zur Wirksamkeit und Unbedenklichkeit sowie zur Pharmakokinetik wasserlöslicher B-Vitamine in hoher Dosierung vor [7]. Kenntnisse zur Resorption und Elimination sind jedoch eine grundlegende Voraussetzung für die Wahl geeigneter Dosen und Dosierungsintervalle.

In zwei unabhängigen Untersuchungen wurden bei jeweils 12 gesunden Versuchspersonen die Bioverfügbarkeit und Kompatibilität der Vitamine B_1, B_6 und B_{12} nach Einmal- und Mehrfachgabe am 8. Tag für die orale und i. m. Darreichungsform geprüft.

Methodik

Studiendesign. Jeweils 12 gesunde Versuchspersonen beiderlei Geschlechts im Alter von 24–30 Jahren erhielten nach einer randomisierten cross-over-Anordnung in Studie A über 8 Tage täglich morgens gegen 8.00 Uhr 2 Dragees Neurobion® forte bzw. eine i. m. Injektion Neurobion® und in Studie B jeweils 3 Dragees Neurotrat® forte bzw. 1 Ampulle Neurotrat® forte. Zwischen den Untersuchungsdurchgängen lag eine 4wöchige Auswaschphase. Die applizierten Dosen der Studien A und B sind den Tabellen 1–4 zu entnehmen.

Untersuchungsablauf. Einen Tag vor Studienbeginn und unmittelbar vor Verabreichung der Prüfmedikation wurde Blut zur Bestimmung der Basisspiegel entnommen. Die Prüfmedikation wurde randomisiert (eine i. m. Injektion täglich über 8 Tage und 2 bzw. 3 Dragees täglich über 8 Tage) mit einer 4wöchigen Auswaschphase zwischen den Darreichungsformen zugeteilt. Blutentnahmen erfolgten am 1. Tag und am 8. Tag. Blutentnahmezeiten waren jeweils vor Vitaminapplikation sowie 0,25; 0,5; 1; 2; 4; 6; 8; 10; 12 und 24 Stunden nach der Applikation. Während der gesamten Studiendauer waren Vitaminpräparate, Obst- und Gemüsesäfte, Alkohol und Nikotin verboten. Die Applikation der Vitamine an den Tagen 1 und 8 erfolgte nach 10stündiger Nahrungskarenz. Eine standardisierte Mahlzeit wurde an diesen Tagen 3 Stunden nach Vitamingabe gereicht.

Analytik. Die Bestimmung des Cobalamins im Plasma erfolgte mit einem solid phase Radioassay (Dualcount „NoBoil", Fa. DPC) mittels spektroskopischer Messung des radioaktiven Isotops Co57. Der Erfassungsbereich für Cobalamin lag zwischen 0,05 – 2,4 ng/ml und die Nachweisgrenze bei 0,035 ng/ml.

Die Vitamine B_1 und B_6 wurden als Thiamin und Pyridoxal im Vollblut mittels HPLC bestimmt. Die Eichgerade war für beide Vitamine bei unverdünnten Proben in einem Meßbereich von 5 – 250 ng/ml linear. Die Variationskoeffizienten der Präzision in Serie bzw. Richtigkeit von Tag zu Tag betrugen für 100 ng/ml Thiamin-Standard 3,5% bzw. 4,3% und für 100 ng/ml Pyridoxal-Standard 10,1% bzw. 6,7%. Die Nachweisgrenze lag sowohl für Thiamin als auch für Pyridoxal bei 5 ng/ml.

Pharmakokinetik. C_{max} und t_{max} wurden aus den individuellen Konzentrationszeitverläufen abgelesen.

Die AUC am 8. Tag wurde nach der Trapezregel über 24 Stunden ermittelt. Aufgrund des unterschiedlichen Substanzgehaltes bei den einzelnen Applikationsformen wurden zur Dosisnormierung die berechneten AUC-Werte durch die jeweils körpergewichtsbezogene Individualdosis dividiert. Der Bioverfügbarkeitsquotient F wurde aus den Quotienten der dosisnormierten AUC oral zu i.m. am 8. Tag unter Berücksichtigung der Molekulargewichte ermittelt.

Zur Berechnung einer möglichen Kumulation wurde der Kumulationsfaktor R_i nach Dettli [3] berechnet mit

$$R_i = 1/1-2^{-E} \text{ wobei } E = \text{Dosierungsintervall } t/T_{1/2el}$$

Der Kumulationsfaktor gibt an, auf dem wieviel höheren Niveau als nach der ersten Dosis die Stoffkonzentration im Organismus nach Erreichen des Kumulationsgrenzwertes verläuft.

Die terminale Eliminationshalbwertszeit ($T_{1/2\beta}$) wurde aus der Eliminationskonstante k_{el} über die Beziehung:

$$T_{1/2el} = \ln2/k_{el}$$

bestimmt.

Die Eliminationskonstante wurde aus den Konzentrationszeitwerten am 8. Tag bis zur 24. Stunde bzw. bis zum Erreichen der Ausgangswerte ermittelt.

Ergebnisse

Vitamin B_1. Vor Applikation der Vitaminpräparationen lagen die Thiaminspiegel bei allen Versuchspersonen bis maximal 15 ng/ml.

Nach oraler Gabe von 224 mg Thiamindisulfid in Studie A stiegen die Konzentrationen im Mittel innerhalb von 4 Stunden auf über 50 ng/ml an, um dann rasch wieder auf die Ausgangswerte abzusinken. 24 Stunden nach Erstgabe waren die Basisspiegel wieder erreicht (Abb. 1). Die terminale Eliminationshalbwertszeit der β-Phase betrug 3,6 ± 0,8 h. C_{max} lag am 1. Tag bei 53,0 ± 25 ng/ml und am 8. Tag bei 57,2 ± 9,6 ng/ml (Tabelle 1). Die Werte von C_{max} und t_{max} korrelierten gut mit denen nach Gabe von 319 mg Thiaminnitrat in Studie B (Tabelle 1). Nach i. m. Injektion von 112 mg Thiaminchloridhydrochlorid, also der Hälfte der oral verabreichten Dosis, wurden bei Einmal- und Mehrfachgabe nach im Mittel 0,3 Stunden maximale Konzentrationen von 1702 ± 592 ng/ml bzw. 2017 ± 289 ng/ml erreicht (Tabelle 1). Diese Konzentrationen lagen somit um mehrere hundertmal höher als nach oraler Gabe. Die terminale Eliminationshalbwertszeit der β-Phase wurde mit 3,7 ± 0,5 h ermittelt. Die Bioverfügbarkeitsquotienten, die aus der dosisnormierten AUC oral zur dosisnormierten AUC i. m. ermittelt wurden, betrugen für das Thiamindisulfid 0,08 und für das Nitrat 0,07 (Tabelle 1). Durch die mehrtägige Vitamin-B_1-Substitution stiegen die Spiegel vor der 8. Applikation nach i. m. Injektion gegenüber dem Nullwert am 1. Tag um den Faktor 3,6 ± 1,2 in Studie A und um den Faktor 3,4 ± 1,4 (Tabelle 2) an. Nach oraler Gabe konnte ebenfalls eine Erhöhung des Basisspiegels am 8. Tag im Vergleich zum 1. Tag, wenn auch in geringerem Umfang, verzeichnet werden. Obwohl zahlenmäßig niedrig und im Bereich der physiologischen Norm, war der Anstieg für die orale und i. m. Applikation in beiden Studien mit p <0,05 statistisch signifikant (Wilcoxon-Paarvergleich).

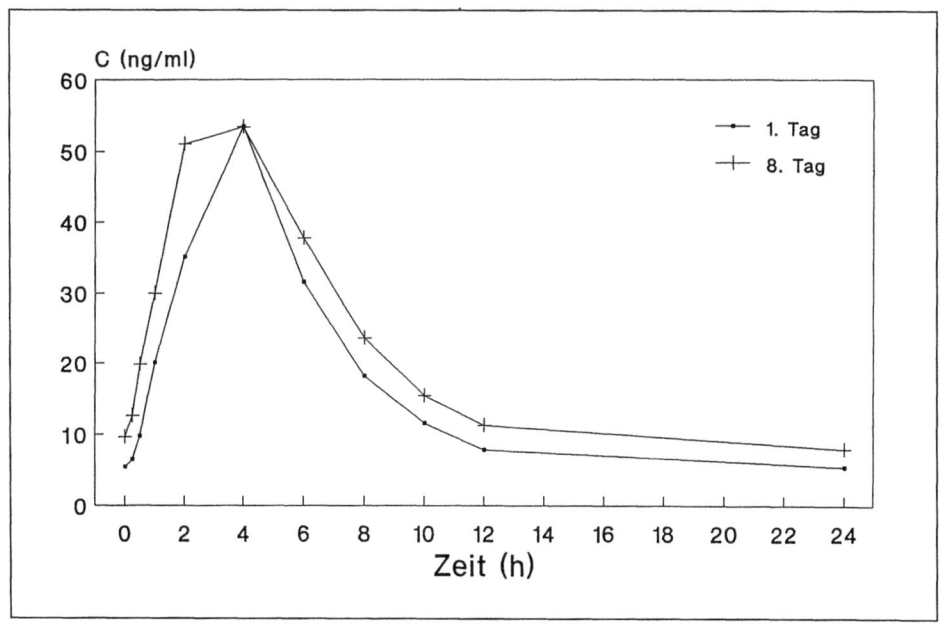

Abb. 1. Mittelwertkurven von Thiamin (ng/ml) nach oraler Gabe von täglich 224 mg Thiamin-HCl in Studie A am 1. und 8. Tag (n = 12).

Tabelle 1. C_{max} (ng/ml), t_{max} (h) und die dosisnormierte AUC_{o-24h} (ng · h/ml) und der Bioverfügbarkeitsquotient F (AUC oral/AUC i.m.) von Thiamin nach oraler und i.m. Gabe in beiden Studien am 8. Tag.

Studie	Vitamin	Dosis (mg)	C_{max} (ng/ml)	t_{max} (h)	AUC (ng · h/ml)	F
A i.m.	Thiamin-HCl	112	2017 ± 290	0,3 ± 0	1785 ± 224	
p.o.	Thiamindisulfid	224	57 ± 10	3,7 ± 1,2	138 ± 37	0,08 ± 0,02
B i.m.	Thiamin-HCl	99	1240 ± 429	0,3 ± 0	1802 ± 315	
p.o.	Thiaminnitrat	319	45 ± 28	2,9 ± 2,5	114 ± 42	0,07 ± 0,02

Tabelle 2. Vollblutspiegel von Thiamin (ng/ml) vor der 1. und 8. Applikation nach oraler und i.m. Applikation in Studie A und B.

Studie	Vitamin	Dosis (mg)	Applikation	c_o (ng/ml)	c_{ss} (ng/ml)	c_{ss}/c_o
A	Thiamin-HCl	112	i.m.	5,7 ± 1,2	18,0 ± 6,0	3,6 ± 1,2
	Thiamindisulid	224	p.o.	5,4 ± 0,2	9,6 ± 5,0	1,8 ± 1,1
B	Thiamin-HCl	99	i.m.	9,0 ± 5,0	27,0 ± 4,0	3,4 ± 1,4
	Thiaminnitrat	319	p.o.	8,0 ± 4,0	16,0 ± 7,0	2,3 ± 1,1

c_o = Ausgangswert vor der 1. Applikation
c_{ss} = Ausgangswert vor der 8. Applikation

Vitamin B_6. Vor Beginn der jeweiligen Applikation lagen die Pyridoxalspiegel bei allen Versuchspersonen zwischen 5 und 20 ng/ml. Nach oraler Gabe von 424 mg Pyridoxin-HCl in Studie A wurden Spitzenkonzentrationen innerhalb von 3,5 ± 0,5 h von 2667 ± 763 ng/ml am 1. Tag und nach 3,3 ± 1,0 h von 3186 ± 687 ng/ml am 8. Tag erreicht, die einige hundertmal höher waren als die physiologischen Spiegel. Nach i. m. Injektion lag C_{max} in Studie A bei 1015 ± 340 ng/ml nach ca. 1,5 Stunden am 1. Tag und bei 1538 ± 312 ng/ml nach ca. 1,6 Stunden am 8. Tag. Die Ergebnisse standen im Einklang mit denen der Studie B (Tabelle 3). Die terminale Eliminationshalbwertszeit der β-Phase lag in beiden Studien nach oraler wie i. m. Applikation zwischen 3,5 ± 0,5 und 5,7 ± 3,9 h. Aus den Werten der dosisnormierten AUC nach oraler und i.m. Applikation berechnet sich ein Bioverfügbarkeitsquotient von 0,66 ± 0,16 bzw. 0,88 ± 0,88 (Tabelle 3).

Tabelle 3. C_{max} (ng/ml), t_{max} (h) und die dosisnormierte AUC_{o-24h} (ng · h/ml) und der Bioverfügbarkeitsquotient F (AUC oral/ AUC i.m.) von Pyridoxal nach oraler und i.m. Gabe in beiden Studien am 8. Tag.

Studie	Vitamin	Dosis (mg)	C_{max} (ng/ml)	t_{max} (h)	AUC (ng · h/ml)	F
A i.m.	Pyridoxin-HCl	100	1538 ± 312	1,6 ± 0,5	4549 ± 1428	
p.o.	Pyridoxin-HCl	424	3186 ± 687	3,3 ± 1,0	2934 ± 896	0,66 ± 0,16
B i.m.	Pyridoxin-HCl	99	1217 ± 439	1,8 ± 0,5	3471 ± 1280	
p.o.	Pyridoxin-HCl	260	2104 ± 1071	3,7 ± 0,8	3026 ± 1026	0,88 ± 0,88

Die basalen Pyridoxalspiegel im Vollblut konnten durch die 8tägige orale bzw. i. m. Substitution statistisch signifikant (p<0,05) auf das 2,6- bis 10,4fache der Ausgangswerte vor Vitamingabe angehoben werden (Tabelle 4). Der geringere Anstieg des Basiswertes vor der 8. Injektion in Studie B ist rechnerisch in Zusammenhang mit dem vergleichsweise höheren Nullwert am 1. Tag zu sehen.

Tabelle 4. Vollblutspiegel von Pyridoxal (ng/ml) vor der 1. und 8. Applikation nach oraler und i.m. Gabe in Studie A und B.

Studie	Vitamin	Dosis (mg)	Applikation	c_o (ng/ml)	c_{ss} (ng/ml)	c_{ss}/c_o
A	Pyridoxin-HCl	100	i.m.	5,0 ± 5,0	44,4 ± 15,9	8,9 ± 3,1
	Pyridoxin-HCl	424	p.o.	5,0 ± 6,2	61,3 ± 31,5	10,4 ± 6,8
B	Pyridoxin-HCl	99	i.m.	12,0 ± 7,0	30,0 ± 10,0	2,6 ± 1,3
	Pyridoxin-HCl	260	p.o.	11,0 ± 10,0	55,0 ± 24,0	8,1 ± 6,1

c_o = Ausgangswert vor der 1. Applikation
c_{ss} = Ausgangswert vor der 8. Applikation

Vitamin B_{12}. Die Basiskonzentrationen lagen in beiden Studien vor jedem Durchgang mit 0,34–0,56 ng/ml im Normbereich von 0,2–0,85 ng/ml. Nach oraler Gabe von 0,75 mg Cyanocobalamin in Studie B am 1. Tag stiegen die Cobalaminspiegel im Serum leicht gegenüber dem Ausgangswert von 0,56 auf 0,69 ng/ml nach 6 Stunden an. Nach 8tägiger oraler Substitution war der Basiswert minimal gegenüber dem Nullwert vor der Substitution erhöht (Abb. 2). Da allerdings zu keinem Zeitpunkt physiologische Spiegel

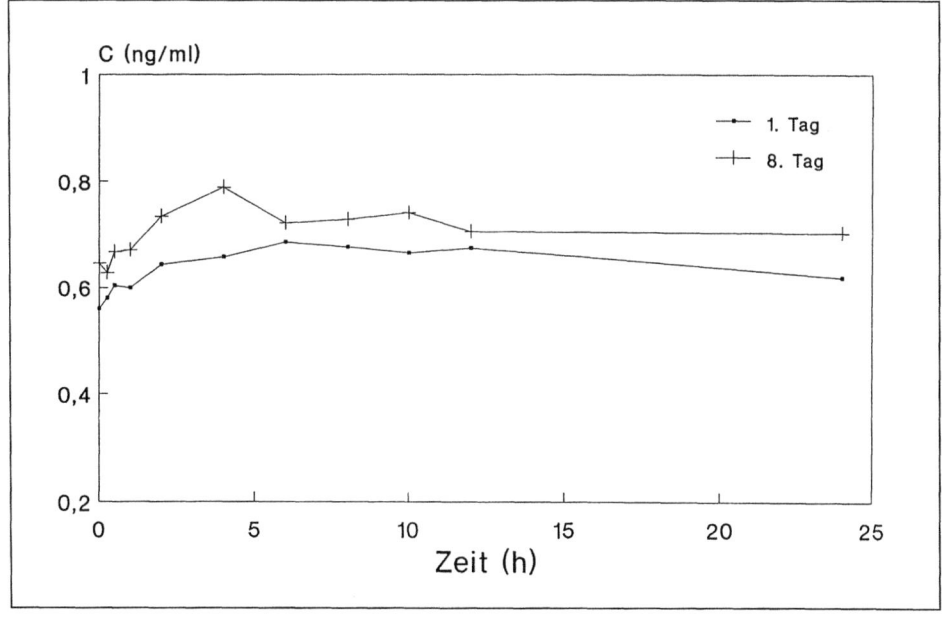

Abb. 2. Mittelwertkurven von Cobalamin (ng/ml) nach Gabe von täglich 0,75 mg Cyanocobalamin in Studie B am 1. und 8. Tag (n = 12).

überschritten wurden, konnte nicht zuverlässig zwischen nahrungsbedingten Schwankungen der Cobalaminspiegel im Tagesverlauf und einer Nettoresorption aus der oralen Darreichungsform differenziert werden. Ähnliche Ergebnisse zeigten sich nach oraler Gabe von 0,5 mg Cyanocobalamin in Studie A (Abb. 3).

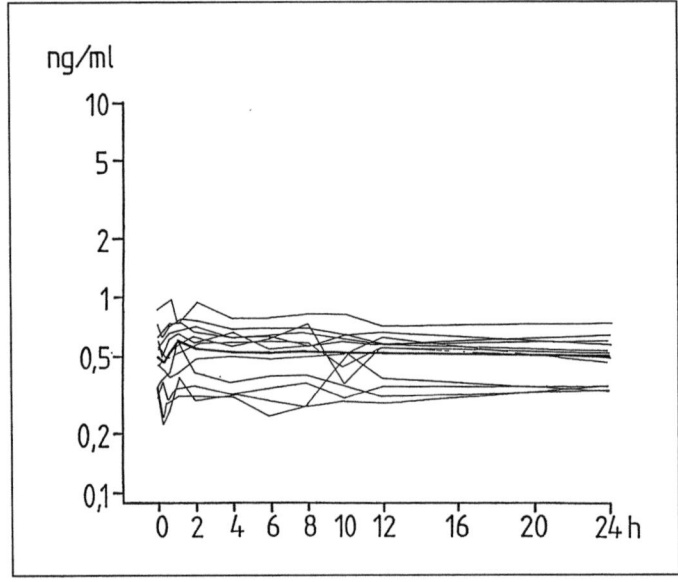

Abb. 3.
Einzelkurvenverläufe von Cobalamin (ng/ml) nach Gabe von täglich 0,5 mg Cyanocobalamin in Studie A.

Nach i. m. Applikation von 1,5 mg Cyanocobalamin in Studie B stiegen die Konzentrationen innerhalb von 0,6 Stunden auf 82,9 ng/ml an. Am 8. Tag lag der Spiegel mit 94,5 ng/ml nach 0,42 Stunden nicht wesentlich höher. Die mittlere Eliminationshalbwertszeit der β-Phase betrug 19,5 Stunden und war vergleichbar mit dem in der Studie A berechneten $T_{1/2el}$ von 15,4 Stunden. Die sich daraus ableitenden Kumulationsfaktoren von 1,8 und 1,5 weisen auf eine Kumulation im 24stündigen Dosierungsintervall hin. Immerhin liegen die Basiswerte der Studie B am 8. Tag um das 16fache höher als die Ausgangswerte zu Beginn der Untersuchung.

Zusammenfassung

Vitamin B_1 wird in niedrigen Dosen <5 mg aus rasch freisetzenden Zubereitungen fast vollständig aktiv resorbiert. Mit steigenden Dosen scheint, wie in der vorliegenden Untersuchung gezeigt werden konnte, auch eine einfache Diffusion wirksam zu sein [8]. Im Vergleich zur i. m. Applikation wurde Thiamin allerdings nur zu einem geringen Teil resorbiert. Ob die Wirksamkeit durch die geringe Bioverfügbarkeit in Frage gestellt ist, sollte in kontrollierten klinischen Studien geklärt werden.

Vitamin B_6 wird rasch und ausreichend resorbiert [5]. Passagere Konzentrationsspitzen überschreiten das mehr als 100fache der Basiskonzentration. Die gewählten Vitamin-B_6-Dosen sind zwar hoch, liegen aber weit unter dem Dosisbereich von 2 g pro Tag, die beim Menschen zu nachweisbaren Symptomen wie Ataxie, neurogene Muskelschwäche und anderen neurologischen Ausfallserscheinungen führen [2]. Aufgrund der vergleichbaren Eliminationshalbwertszeiten sind Vitamin B_1 und B_6 pharmakologisch kompatibel.

Die vernachlässigbare Resorptionsquote von Vitamin B_{12} steht nicht im Rahmen allgemein anerkannter Therapieprinzipien. Wegen der im Vergleich zu Thiamin und Pyridoxal längeren Eliminationshalbwertszeit und der Kumulation im gewählten Dosierungsintervall sollte auf die Anwendung von Vitamin B_{12} auch in fixen parenteralen Vitaminkombinationen verzichtet werden.

Literatur

1. Brüggemann G, Koehler CO, Koch EMW (1990) Ergebnisse einer Doppelblindprüfung Diclofenac + Vitamin B_1, B_6, B_{12} versus Diclofenac bei Patienten mit akuten Beschwerden im Lendenwirbelsäulenbereich. Klin Wschr 68: 116–120
2. Bundesanzeiger Nr. 84, 04.05.1988, Monographie Vitamin B_6
3. Dettli L (1970) Dosierungstheorie für die repetierte Applikation reversibel wirkender Pharmaka bei Eliminationsinsuffizienz. In: Pharmacological and Clinical Significance of Pharmacokinetics. Schattauer, Stuttgart New York, pp 31–45
4. Ellis J, Folkers K, Levy M (1981) Therapy with vitamin B_6 with and without surgery for treatment of patients having the idiopathic carpal tunnel syndrome. Res Commun Chem Pathol Pharmacol 33: 331–344
5. Lumeng L, Lui A, Li TK (1980) Plasma content of B_6 vitamers and its relationship to hepatic vitamin B_6 metabolism. J Clin Invest 66: 688–695
6. Rietbrock N, Keller-Stanislawski B (1988) Fixe Arzneimittelkombinationen am Beispiel der Vitamine. MMW 33: 588–590
7. Schaumberg H, Kaplan J, Windebank A et al. (1983) Sensory neuropathy from pyridoxine abuse. N Engl J Med 309: 445–448
8. Thomson AD, Leevy CM (1972) Observations on the mechanism of thiamine hydrochloride absorption in man. Clin/Science 43: 153–162

Für die Verfasser:

Frau Dr. B. Keller-Stanislawski
Abteilung für Klinische Pharmakologie
Klinikum der Johann Wolfgang Goethe-Universität
Theodor-Stern-Kai 7
6000 Frankfurt am Main 70

Nichtlineare Kinetik von Thiamin

W. Weber

Institut für Klinische Pharmakologie, Universitätsklinikum Steglitz, Berlin

Einleitung

Transport durch Biomembranen

Freies Thiamin ist im wäßrigen, polaren Milieu bei physiologischem pH-Wert ein organisches Kation. Als Ion mit einem Molekulargewicht von über 300 Dalton kann es weder durch die Lipidschicht noch durch Poren einer Biomembran diffundieren. Das Thiaminmolekül ist zu groß und zu polar. Sein Transport durch eine Zellmembran muß vielmehr durch sättigbare Carrier erfolgen. Zahlreiche Befunde zeigen aber, daß beim Transport von Thiamin durch Biomembranen sowohl eine sättigbare als auch eine nicht sättigbare Komponente beteiligt ist. Wahrscheinlich ist die Diffusion des Thiamins unter Bildung einer trizyklischen elektroneutralen Zwischenstufe innerhalb der Lipidmembran möglich [1].

Intrazelluläre Speicherung als Thiamindiphosphat

Neben Thiamin sind im Organismus drei Phosphatderivate nachweisbar: Thiaminmono-, -di- und -triphosphat. Anionische Phospatgruppen verhindern die Bildung einer elektroneutralen Intermediärstruktur und damit eine Diffusion der Thiaminphosphate durch Biomembranen. Nach Eintritt in die Zelle wird das freie Thiamin direkt zum Thiamindiphosphat phosphoryliert (Abb. 1). Das biologisch aktive Coenzym Thiamindiphosphat ist intrazellulär eingeschlossen und repräsentiert dort ca. 90% des Thiaminspeichers im Körper. Es kann nur nach Hydrolyse über das Monophosphat zum freien Thiamin die Zelle wieder verlassen [4]. Da die Phosphorylierung zum Thiamindiphosphat reversibel ist und Hydrolyse im Vergleich zu den übrigen kinetischen Prozessen des freien Thiamins langsam abläuft, stellt die Metabolitenbildung lediglich einen Verteilungsvorgang in ein tiefes Kompartiment dar. Die Beteiligung enzymatischer Reaktionen, sowie die intrazelluläre Proteinbindung des Coenzyms Thiamindiphosphat, läßt mit steigender Substratkonzentration deren Sättigbarkeit [3] und damit eine nichtlineare Kinetik des Thiamins erwarten. So zeigte sich bei klinischen Routinebestimmungen des Gesamtthiamins, daß sowohl die Blutzell- als auch die Liquorkonzentration (Abb. 2) in einer nichtlinearaen Beziehung zur korrespondierenden Plasmakonzentration stehen. Bei Plasmakonzentrationen über 10 nmol/L steigt sowohl die Blutzell- als auch die Liquorkonzentration linear an. Dagegen werden bei sehr niedrigen Plasmakonzentrationen überproportional hohe Thiaminspiegel in den Blutzellen als Diphosphat und im Liquor als Monophosphat aufrecht erhalten [7]. Die intrazelluläre Phosphorylierung ist damit als Schutzmechanismus anzusehen, der durch Herabsetzen der Membranpermeabilität allzu schnelle Thiaminverluste verhindert.

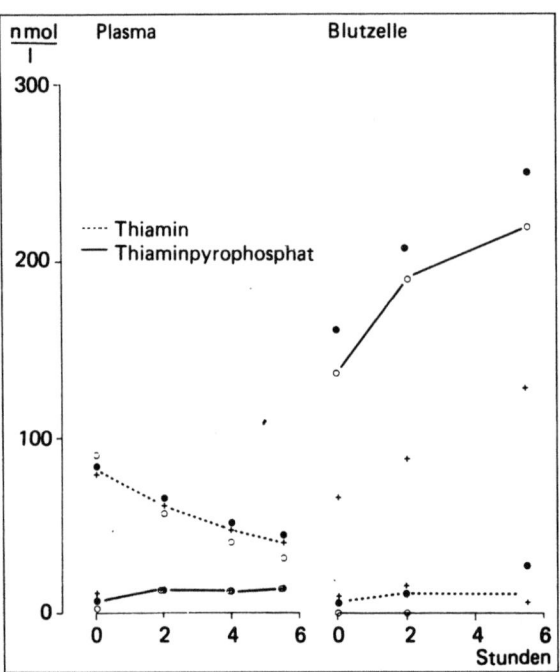

Abb. 1. In vitro Thiaminaufnahme menschlicher Blutzellen mit anschließender Phosphorylierung bei 37 °C nach Zusatz von 50 nmol/L Vollblut [5].

Renale Clearance

Physiologische Plasmakonzentrationen von ca. 10 nmol/L setzen sich etwa zu gleichen Teilen aus freiem Thiamin und seinem Monophosphat zusammen. Bei erhöhter Zufuhr mit der Nahrung steigt vorwiegend der Anteil an freiem Thiamin. Obwohl das Gesamtthiamin in physiologischen Plasmaproben in vitro ultrafiltrierbar ist [9], konnten wir auch mit einer spezifischen Methode Thiaminphosphate [2] im Urin nicht nachweisen. Inkubation von Thiaminmonophosphat in 37 °C warmen Urin zeigte dessen Stabilität in diesem Medium. Zumindest das glomerulär filtrierte Thiaminmonophosphat muß daher bereits während der Nierenpassage vollständig, z. B. durch Hydrolyse oder tubuläre Rückresorption, eliminiert werden. Zur Berechnung der renalen Thiamin-Clearance müßte die renale Exkretionsrate im Falle der Hydrolyse durch die Gesamtkonzentration und im Falle einer vollständigen tubulären Rückresorption der Phosphatderivate durch die Konzentration nur des freien Thiamins dividiert werden.

Mit beiden Hypothesen zeigt sich unter physiologischen Bedingungen eine tubuläre Rückresorption als weiterer, wichtiger Schutzmechanismus vor renalen Thiaminverlusten. Bei 5 weiblichen und 4 männlichen gesunden Probanden im Alter von 25 bis 45 Jahren und mit einer Kreatinin-Clearance zwischen 84 und 124 ml/min (Median 109 ml/min) betrug unter Berücksichtigung der physiologischen Gesamtkonzentration (Bereich 5 bis 15 nmol/L, Median 12 nmol/L) die renale Clearance zwischen 6% und 61% (Median 12%) der Kreatinin-Clearance. Für die entsprechenden Plasmakonzentrationen an freiem Thiamin (Bereich 3,9 bis 8,0 nmol/L, Median 5,4 nmol/L) betrug die renale Clearance zwischen 11% und 63% (Median 22%) der Kreatinin-Clearance. Ein Einfluß

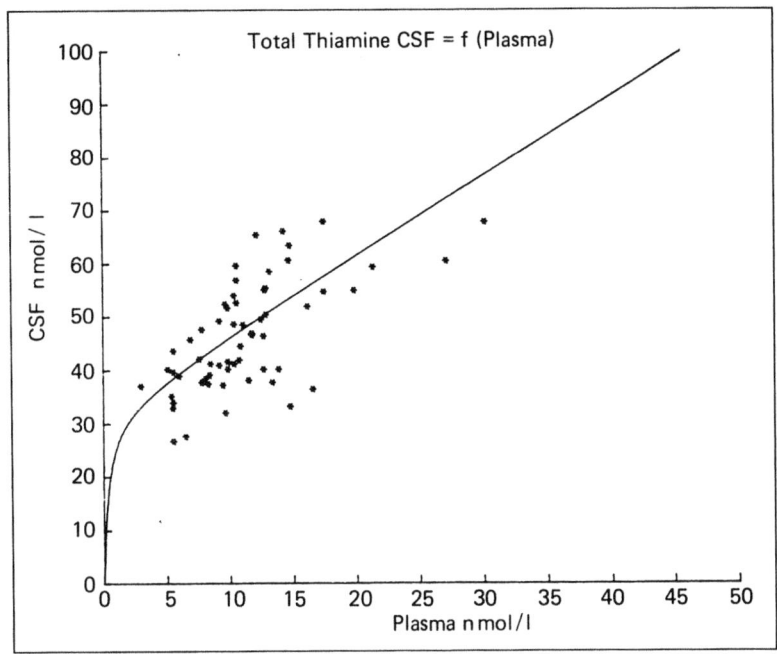

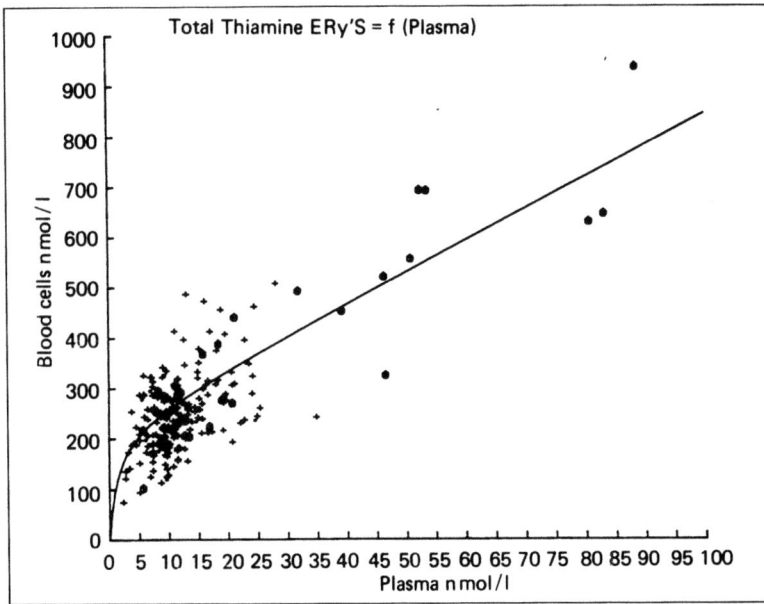

Abb. 2. Blutzell- und Liquorspiegel als nichtlineare Funktion der Plasmakonzentration. Klinische Routinebestimmungen des Gesamtthiamins [7].

einer Proteinbindung ist mit dem Nachweis der Ultrafiltrierbarkeit der Thiaminderivate im Plasma ausgeschlossen.

Systemanalyse

Pharmakokinetisches Modell

Ziel der Analyse eines komplexen biologischen Systems ist die mathematische Beschreibung des Verhaltens meßbarer Ausgangssignale nach Störung durch einfache Eingangssignale. Eine pharmakokinetische Untersuchung kann dieses Ziel durch Messung der Konzentrations-Zeitfunktion nach i.v.-Bolus Injektion oder einer i.v.-Infusion erreichen. Von Interesse ist dabei sowohl das Verhalten des Gesamtsystems als auch seiner Komponenten, z. B. der Niere. Je nach Art der Störung stellt sich nach einer initialen Übergangsphase das alte oder ein neues Fließgleichgewicht ein. Während der Übergangsphase verändert sich die Systemantwort selbst bei konstant wirkender Störung wie einer Infusion, so daß die mathematische Beschreibung durch eine Differentialgleichung mit Zeitdifferentialen erfolgen muß. Erst nachdem das System das neue Fließgleichgewicht erreicht hat, bleibt die Systemantwort zeitlich invariant. Wegen des Verschwindens zeitlicher Ableitungen in dieser statischen Phase besteht nun eine algebraische Beziehung zum Eingangssignal.

Struktur. Die Beschreibung der inneren Struktur eines pharmakokinetischen Systems würde die genaue Kenntnis der beteiligten biochemischen und physikalischen Prozesse erfordern. Damit könnte ein Differentialgleichungssystem aufgestellt werden, dessen Lösungsfunktion die Antwort auf das jeweilige Eingangssignal vorhersagt.

Obwohl zahlreiche Kenntnisse zur Physiologie des Thiamins vorliegen, reichen sie für eine exakte Beschreibung des Zusammenspiels der Einzelkomponenten innerhalb des komplexen Systems nicht aus.

Verhalten. Selbst ohne Vorkenntnisse der Struktur können die pharmakokinetischen Eigenschaften eines Systems durch ein pharmakokinetisches Verhaltensmodell beschrieben werden. Der charakteristische Systemoperator, der Eingangs- und Ausgangssignal mathematisch verknüpft, wird experimentell durch Messung der Ausgangssignale nach Störung eines „black box"-Systems durch einfach strukturierte Eingangssignale ermittelt.

Linearität. Anhand von Messungen nach unterschiedlichen Thiamindosierungen kann entschieden werden, ob lineare Verstärkungs- und Überlagerungseigenschaften vorliegen. Nur dann können die gut entwickelten Methoden der linearen Systemanalyse angewendet werden. Führt die Anwendung der linearen Methoden zu Widersprüchen, so sind damit nichtlineare Eigenschaften des Systems bewiesen. Die mathematische Beschreibung nichtlinearer Systeme ist wesentlich aufwendiger bzw. in weiten Bereichen noch ungelöst. Durch Isolierung von linearen und nichtlinearen Teilsystemen ermöglicht die Systemanalyse häufig erst eine Lösung.

Die lineare Verstärkungseigenschaft eines Systems zeigt sich am deutlichsten durch eine konstante dosisnormierte Konzentrations-Zeitfunktion nach i.v.-Bolusinjektionen unterschiedlicher Dosen. Diese Zeitfunktion ist als Antwort auf einen Einheitsdosisimpuls charakteristisch für das System. Ihr reziprokes Flächenintegral entspricht der totalen Clearance, die nur für lineare Systeme einen konstanten Wert besitzt [6].

Nichtlinearität. Treten mit steigender Dosis Sättigungseffekte bei einem dominanten Clearance-Prozeß auf, so wird nur eine verminderte totale Clearance während der Zeit hoher Konzentrationen wirksam sein. Nur wenn eine ausreichend große Dosisfraktion unter diesen veränderten Clearance-Bedingungen eliminiert wird, zeigt sich eine Dosisabhängigkeit der mittleren totalen Clearance [9]. Durch gleichzeitige Messung der renalen Exkretionsrate gelingt es, die Nichtlinearität bei der renalen bzw. nichtrenalen Clearance zu lokalisieren.

Renale Exkretionsrate. Bei einer pharmakokinetischen Studie am Menschen sind zwei Antworten wegen der guten Zugänglichkeit ihrer Meßkompartimente leicht zu bestimmen, die Zeitfunktionen der Plasmakonzentration und der renalen Exkretionsrate. Durch die Einführung eines Teilsystems, das die Vorgänge in der Niere repräsentiert, können beide Antworten miteinander verknüpft werden. Auf eine Änderung der Plasmakonzentration erfolgt nach sehr kurzer Übergangsphase eine Änderung der renalen Exkretionsrate. Kleine Verzögerungseffekte beim Übergang können in der Regel durch Einführung einer lag-time ausreichend gut berücksichtigt werden. Wegen der nahezu simultanen Einstellung neuer Fließgleichgewichte, sind die Vorgänge an der Niere durch einfache algebraische Gleichungen zu beschreiben. Sofern keine Sättigungseffekte beteiligt sind, kann die renale Elimination durch den mathematischen, linearen Operator „Multipliziere die Plasmakonzentration mit der renalen Clearance-Konstanten!" beschrieben werden. Sättigbare tubuläre Prozesse, wie Sekretion und Rückresorption, sind durch Addition von nichtlinearen Michaelis-Menten Termen zum linearen Anteil der renalen Clearance-Konstanten einfach zu berücksichtigen.

Nichtlineare Kinetik bei der Thiamin-Therapie?

Experimenteller Aufbau

Bei gesunden Probanden und Patienten mit einer Niereninsuffizienz wurde der Einfluß von Nierenfunktion und Dosishöhe auf die Pharmakokinetik des Thiamins untersucht [8, 9]. Die Dosierungen lagen im üblichen Bereich von 5 bis 200 mg einer parenteralen Thiamintherapie. Der Bereich der Kreatinin-Clearance lag zwischen 20 und 170 ml/min.

Nichtlineare totale Clearance

Wir haben nichtlineare Eigenschaften der Thiamin-Kinetik im Bereich therapeutischer Dosierungen sowohl bei der renalen als auch der nichtrenalen Elimination festgestellt.
  Die Konzentrations-Zeitfunktion im Plasma (Abb. 3) ließ sich am besten durch Faltung der Dosierungsfunktion mit einer triexponentiellen, dosisabhängigen Einheitsimpulsantwort beschreiben. Eine multiple nichtlineare Regressionsanalyse zeigte einen signifikanten Einfluß von Dosis und Kreatinin-Clearance auf die mittlere totale Clearance (Abb. 4a). Auch die renal eliminierte Dosisfraktion war von beiden Einflußgrößen abhängig (Abb. 4b). Dagegen war die mittlere renale Clearance ausschließlich durch die Nierenfunktion bestimmt. Daraus folgt, daß die Abnahme der totalen Clearance mit steigender Dosis allein durch die Sättigung der nichtrenalen Clearance-Prozesse erklärt ist.

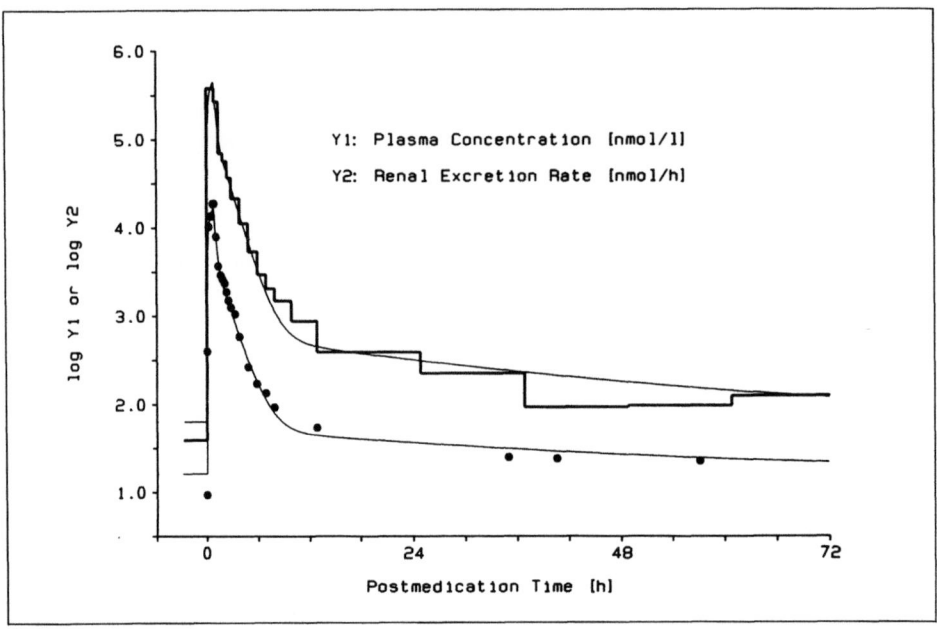

Abb. 3. Zeitfunktionen der Plasmakonzentration und der renalen Exkretionsrate nach einer 1stündigen Infusion von 200 mg Thiamin-Hydrochlorid [9].

Nichtlineare renale Clearance

Im Bereich oberhalb von 200 nmol/L bleibt die renale Clearance konstant. Sie entspricht größenordnungsmäßig dem renalen Plasmafluß. Mit dem Konzentrationsabfall unter eine charakteristische Grenzkonzentration des Thiamins von ca. 40 nmol/L bis zum Erreichen des physiologischen Fließgleichgewichts fällt die renale Clearance auf Werte weit unterhalb der glomerulären Filtrationsrate ab (Abb. 5). Mit abnehmender Plasmakonzentration läßt die Sättigung der tubulären Rückresorption zunehmend nach. Mit Entwicklung eines Thiaminmangels kann schließlich die tubuläre Rückresorption renale Verluste vollständig verhindern.

Trotz der Konzentrationsabhängigkeit der renalen Clearance zeigt ihr zeitliches Mittel über den Gesamtverlauf der Thiamin-Kinetik in der vorliegenden Untersuchung nicht die erwartete Dosisabhängigkeit. Bei allen untersuchten Dosierungen war bis zum Erreichen der Grenzkonzentration, unterhalb derer die tubuläre Rückresorption zunehmend an Einfluß gewinnt, mehr als 80% der renal eliminierten Dosisfraktion unter dem Einfluß der konstant hohen renalen Clearance ausgeschieden. Die renale Eliminationskinetik verläuft damit überwiegend pseudolinear. Selbst von der 5-mg-Dosis wird lediglich eine vergleichsweise kleine Dosisfraktion unter nichtlinearen Bedingungen ausgeschieden. Dieser geringe, nichtlinear eliminierte Anteil reicht offenbar nicht aus, um eine Dosisabhängigkeit der mittleren renalen Clearance zu bewirken. Es ist aber zu erwarten, daß bei noch geringeren Dosierungen die nichtlinear eliminierte renale Dosisfraktion weiter ansteigt und parallel mit abnehmender Dosis auch die mittlere renale Clearance abfällt.

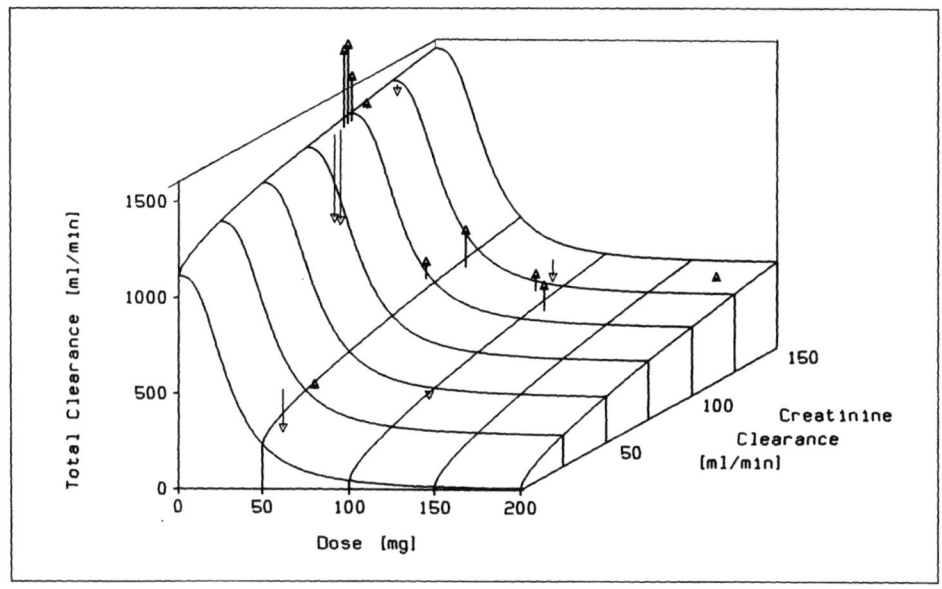

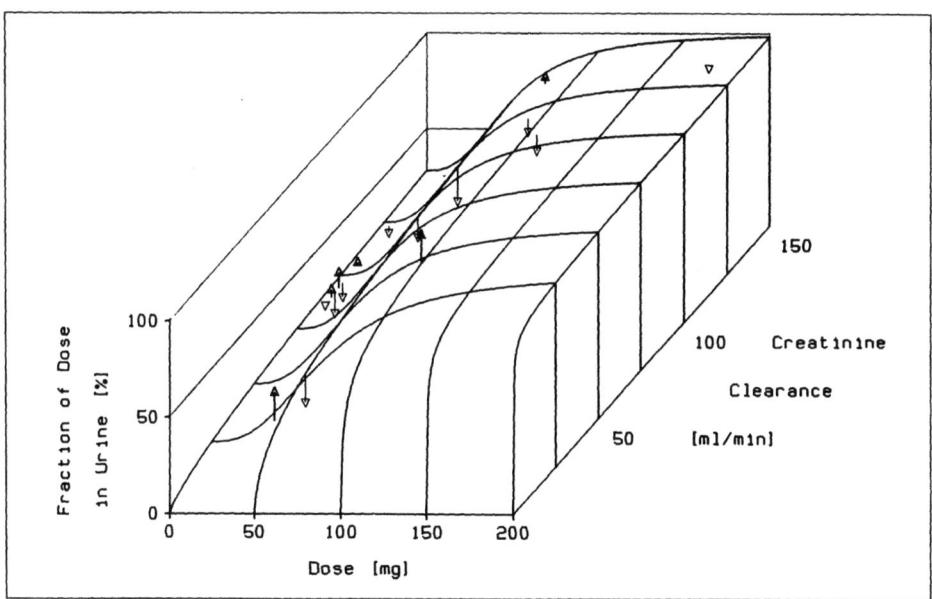

Abb. 4a und b. Einfluß von Dosis und Kreatinin-Clearance a) auf die totale Thiamin-Clearance und b) auf die renal eliminierte Dosisfraktion [9].

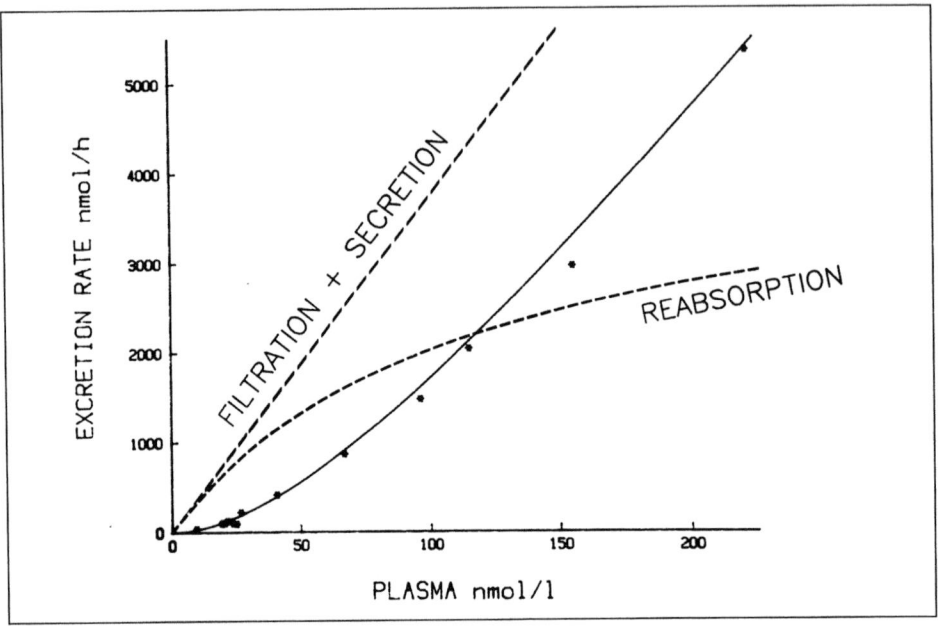

Abb. 5. Konzentrationsabhängigkeit der renalen Exkretionsrate des Thiamins. Einfluß der tubulären Rückresorption bei niedrigen Plasmaspiegeln.

Zusammenfassung

Abbildung 6 zeigt die unterschiedliche Thiamindisposition nach hoher und niedriger Dosis in einem Signalflußschema.

Unter physiologischen Bedingungen einer meist niedrigen Thiaminzufuhr (ca. 1 bis 2 mg/Tag) schützt sich der Organismus durch eine tubuläre Rückresorption und durch intrazellulären Einschluß von Thiamindiphosphat vor lebensbedrohlichen Thiaminverlusten. Bei Plasmakonzentrationen von ca. 6 bis 15 nmol/L erfolgt die Elimination vorwiegend nichtrenal.

Niedrige therapeutische Dosierungen von ca. 5 mg Thiamin-Hydrochlorid werden nur zu 25% renal ausgeschieden. Die Plasmakonzentrationen bleiben unterhalb von 200 nmol/L. Hier ist die nichtrenale Clearance mit 1100 ml/min äußerst effektiv wirksam und übertrifft die renale Clearance noch bei weitem.

Hohe parenterale Dosierungen von mehr als 100 mg Thiamin-Hydrochlorid werden nahezu vollständig renal eliminiert. Dieser renale Überlaufeffekt nach hohen Dosen ist Ausdruck der ausgeprägten Selbstdepression nichtrenaler Clearance-Prozesse sowie der starken Sättigung der tubulären Rückresorption. Totale und renale Clearance sind gleich groß und entsprechen dem renalen Plasmafluß.

Schlußfolgerung

Eine rationale Substitutionstherapie mit Thiamin mittels über den Tag verteilter niedriger Dosierungen füllt die intrazellulären Thiamindiphosphatspeicher effektiver auf als eine einmalige hohe Thiamindosis und ist vorzuziehen. Ein therapeutischer Effekt der

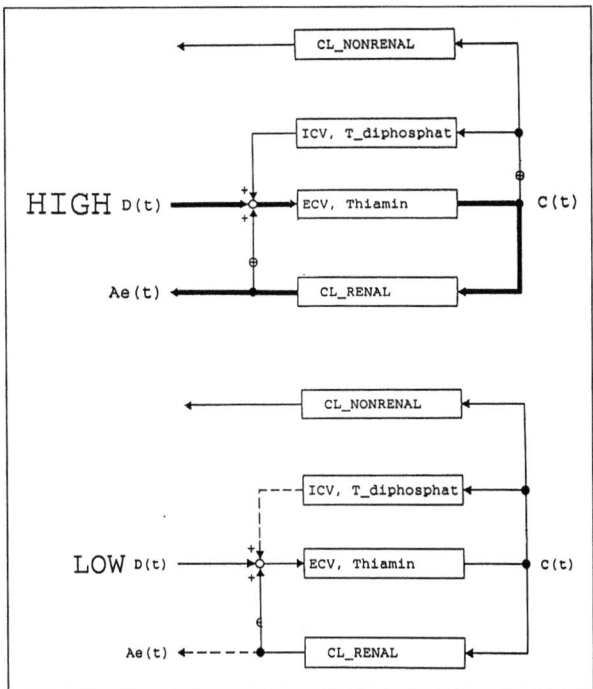

Abb. 6. Signalflußschema der Thiamindisposition bei niedriger und hoher Dosierung.

hohen freien Thiaminkonzentrationen im Intrazellulärraum nach hoher Dosierung wurde bisher nicht belegt, könnte aber für vermutete analgetische Effekte bedeutsam sein.

Literatur

1. Brown RD (1982) Thiamin as a catalyst of chemiosmotic energy transductions. Ann N Y Acad Sci 378: 442–448
2. Brunnekreeft JWJ, Eidhof H, Gerrits J (1989) Optimized determination of thiochrome derivatives of thiamine and thiamine phosphates in whole blood by reversed phase liquid chromatography with precolumn derivatisation. J Chromatogr 491: 89–96
3. Looby M, Weber W, Kewitz H (1988) Thiamin storage capacity in rats. Suppl to Arch Pharmacol 334: R29
4. Rindi G (1982) Metabolism of Thiamin and its phosphoric esters in different regions of the nervous system: A new approach. Acta Vitaminol Enzymol 4 (1–2): 59–68
5. Soekander A, Weber W, Kewitz H (1986) Thiamin uptake into human red blood cells during different phases of the menstrual cycle. III. World Conference on Clinical Pharmacology and Therapeutics, Stockholm, Abstract 1033
6. Veng-Pederson P (1988) Linear and nonlinear system approaches in pharmacokinetics: How much do they offer? I. General considerations. J Pharmacokin Biopharm 16: 413–471
7. Weber W, Lembke S, Kewitz H (1984) Thiamin monitoring in plasma or blood cells? 9th International Congress of Pharmacology, London Abstract 927P
8. Weber W, Kewitz H (1985) Determination of thiamin in human plasma and its pharmacokinetics. Eur J Clin Pharmacol 28: 213–219

9. Weber W, Nitz M, Looby M (1990) Nonlinear kinetics of the thiamine cation in humans: Saturation of nonrenal clearance and tubular reabsorption. J Pharmacokin Biopharm 18: 501–523

Anschrift des Verfassers:

Dr. Dr. W. Weber
Klinische Pharmakologie
Klinikum Steglitz
Freie Universität Berlin
Hindenburgdamm 30
1000 Berlin 45

Pharmakokinetik der Cobalamine: Cyano-, Hydroxo-, Methylcobalamin

D. Loew

Wuppertal

Einleitung

Voraussetzung für eine rationelle Anwendung von Vitamin B_{12} als Multivitamin bzw. in fixer Kombination mit Vitamin B_1 und B_6 im Rahmen der Prophylaxe und Therapie sind Kenntnisse zu biokinetischen Daten, zu Vitamin-B_{12}-abhängigen Stoffwechselreaktionen, zur Pharmakokinetik der eingesetzten Cobalamine, zur Unbedenklichkeit sowie der Nachweis der Wirksamkeit bei den beanspruchten Anwendungsgebieten. Die nachfolgenden Ausführungen befassen sich ausschließlich mit biokinetischen Daten Vitamin-B_{12}-abhängiger Stoffwechselreaktionen sowie der Pharmakokinetik von Methylcobalamin, Cyanocobalamin und Hydroxycobalamin nach oraler und intramuskulärer Anwendung.

Biokinetik von Vitamin B_{12}

Der Gesamtkörperpool an Vitamin B_{12} des menschlichen Organismus schwankt zwischen 2–7 mg und liegt im Mittel bei 5 mg. Hiervon befinden sich 1,7 mg in der Leber als Hauptspeicher, 2,7 mg in der Muskulatur und 0,6 mg in den anderen Organen bzw. im Gewebe. Nach Heinrich [6] beträgt die mittlere biologische Halbwertszeit von Vitamin B_{12} ca. 485 Tage und die metabolische Umsatzrate 0,143%/Tag. Mangelerscheinungen treten erst nach einem Abfall des Vitamin B_{12} Bestandes auf 10% auf. Der Tagesbedarf eines gesunden Erwachsenen ist mit 1 µg tatsächlich aufgenommenen Vitamin B_{12} sehr gering. Zur Vermeidung hämatologischer (Megaloblastenanämie) und neurologischer (funikuläre Spinalerkrankung) B_{12}-Mangelsymptome reicht die tägliche Resorption von 2,9 µg B_{12} aus. Von der Deutschen Gesellschaft für Ernährung werden täglich 5 µg mit einer Zulage von 1 µg in Schwangerschaft und Stillzeit empfohlen [3]. Vom Committee on Dietary Allowances of Food and Nutrition Board wird ein RDA Wert von 3 µg angegeben [1]. Aufgrund der hohen Speicherkapazität und geringen Turnover-Rate macht sich ein Vitamin B_{12} Mangel nach Gastrektomie, chronischer Magenschleimhautentzündung erst nach Jahren bemerkbar. Aufgrund des enterohepatischen Kreislaufs mit einer tägl. Rückresorption von 3–8 µg ist bei Veganern erst nach 5–10 Jahren einer einseitigen Ernährung mit einem Vitamin B_{12}-Mangel zu rechnen.

Biochemische Bedeutung von Vitamin B_{12}

Im Gegensatz zu Mikroorganismen mit zahlreichen Vitamin B_{12} abhängigen Stoffwechselreaktionen sind beim Menschen bisher nur drei Reaktionen bekannt, an denen zwei verschiedene Coenzyme von Vitamin B_{12} beteiligt sind, die in getrennten Zellkompartimenten gebildet werden und wirksam sind, nämlich Methylcobalamin im Zytosol und 5-Adenosylcobalamin in den Mitochondrien. Enzymgebundenes Methylcobalamin ist Methylgruppenüberträger bei der Synthese von Methionin aus Homocystein, wobei Methyltetrahydrofolsäure der eigentliche Methyldonator ist. An dieser Reaktion ist außerdem 5-Adenosylmethionin entweder als Aktivator der Methionin-Synthestase oder zu erstmaligen Methylierung des Cobalamins beteiligt. Adenosylcobalamin ist beim Propionsäureabbau für die Umlagerung von Methylmalonyl-CoA zu Succinyl CoA durch die Methylmalonyl-CoA-Mutase und die reversible Umwandlung von Leucin in 3-Aminoisocapronsäure erforderlich. Bei einem Vitamin-B_{12}-Mangel häufen sich Propionyl-CoA und Methylmalonyl-CoA an und können als Vorstufen für die Fettsäuresynthese verwendet werden. Dabei entstehen ungradzahlige Fettsäuren mit 15 oder 17 C-Atomen sowie methylverzweigte Fettsäuren. Die abnorme Fettsäurezusammensetzung ist vermutlich ursächlich für die neurologischen Symptome verantwortlich [2].

Chemie der eingesetzten Cobalamine

Das Grundgerüst der Cobalamine ist das fast flache Corrin-Ring-System, eine porphyrinähnliche Verbindung, bestehend aus vier reduzierten Pyroll-Ringen mit einem zentralen Kobaltatom. Die Ringe A und D sind im Gegensatz zum Porphyrin direkt und die Ringe B und C über eine Methinbrücke verbunden. Das zentrale Kobaltatom ist fest an den vier N-Atomen der Pyroll-Ringe und als fünfter Ligand außerhalb des Corrin-Ringes mit dem Stickstoff des 5,6-Dimethylbenzimidazol gebunden (Abb. 1). Die Substitution am sechsten Liganden des Kobaltatoms führt durch CN zum Cyanocobalamin, durch OH zum Hydroxycobalamin, durch H_2O zum Aquocobalamin, durch NO_2 zum Nitrocobalamin, durch CH_3 zum Methylcobalamin und durch 5-Desoxyadenosyl zum

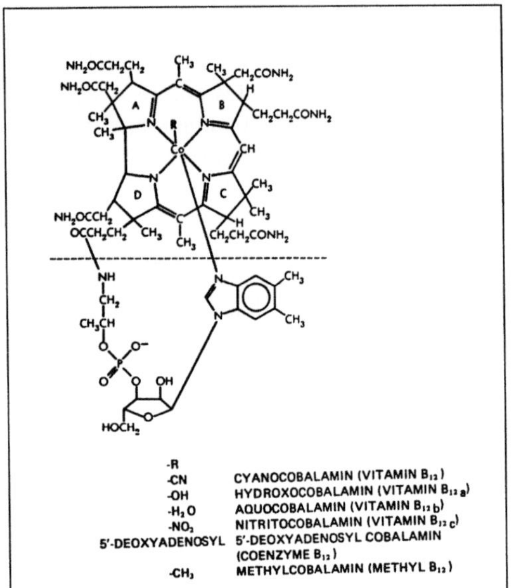

Abb. 1. Strukturformel von Vitamin B_{12} mit unterschiedlichen Substituenten am Co-Zentrum.

Adenosylcobalamin. Die Kobalt-Liganden OH und H_2O befinden sich im neutralen Milieu im Gleichgewicht [4].

Therapeutisch spielen von den aufgeführten Derivaten nur Cyanocobalamin und Hydroxycobalamin eine Rolle. Es sind Vorstufen, die erst im Organismus zu den aktiven Coenzymen Methylcobalamin oder 5-Adenosylcobalamin umgewandelt werden. Wegen der besseren Stabilität in der jeweiligen Arzneiform wird Cobalamin dem Hydroxo- bzw. dem im Gleichgewicht stehenden Aquocobalamin vorgezogen.

Pharmakokinetik von Methyl-, Cyano- und Hydroxycobalamin

Beschreibt die Biokinetik das biologische Verhalten von Vitamin B_{12} im Organismus, so befaßt sich die Pharmakokinetik mit dem Schicksal von xenobiotischem Vitamin B_{12} nach oraler oder parenteraler Zufuhr. Diese Unterscheidung erscheint bei den Vitaminen wichtig, da sie als essentielle Wirkstoffe erst im Organismus in ihre aktive Form umgewandelt werden, um dann biologischen Gesetzmäßigkeiten zu unterliegen.

Bezüglich der Resorptionsrate von oral verabreichtem Vitamin B_{12} gelten nach wie vor die grundlegenden Arbeiten von Heinrich et al. aus den 60er Jahren [5, 6, 7]. Im Dosisbereich bis 100 μg dominiert die Intrinsic-Faktor (IF) abhängige Resorption von Cyanocobalamin. Sie steigt zwischen 0,1 und 5 μg linear zum Logarithmus der Co-CN-B_{12}-Dosis von 0,09 auf 1,15 μg an, um sich dann asymptotisch einem Maximalwert von 1,5 μg zu nähern (Abb. 2). „Aus jeder oral verabfolgten Vitamin-B_{12}-Einzeldosis werden somit niemals mehr als 1,5 μg Vitamin B_{12} mit Hilfe des vom Intrinsic Faktor abhängigen Vitamin B_{12}-Resorptionsmechanismus resorbiert" [6]. Ursache der begrenzten IF abhängigen Vitamin B_{12} Resorption ist die limitierte Inkorporationskapazität der Ileum-Mukosa für den Vitamin-B_{12}-Intrinsic-Faktor-Komplex.

Die diffusionsbedingte Resorption (Abb. 3) erfolgt bevorzugt im oberen Dünndarm ab 200 μg CN-B_{12} und nähert sich ebenfalls asymptotisch dem Endwert von 0,9 % der

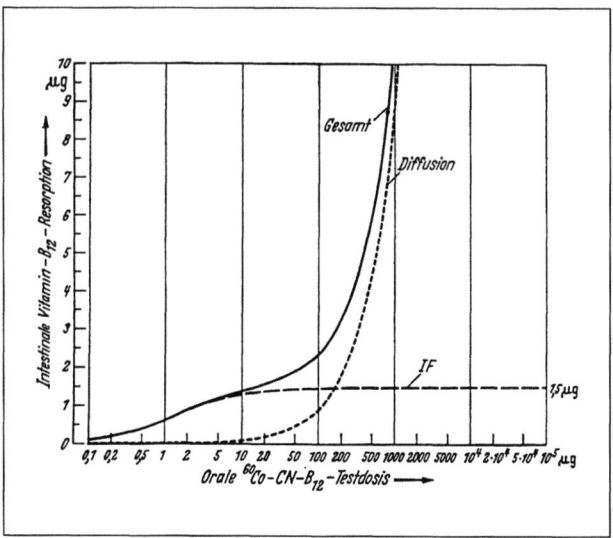

Abb. 2. Absoluter Anteil der Resorption von Vitamin B_{12} über den Intrinsic-Faktor nach oraler Verabreichung von Co-Cyanocobalamin bei gesunden Probanden [6].

verabreichten Dosis. Eine oral verabreichte Dosis von 0,1 bis 500 µg Co-Cyanocobalamin wird im Organismus quantitativ resorbiert und entspricht exakt der intestinalen Resorption [5, 6, 7]. Von 1000 µg oral verabreichtem Cyanocobalamin werden über den Intrinsic-Faktor maximal 14% (1,5 µg) und diffusionsbedingt 86% (9 µg) resorbiert. Hiervon werden 94% (9,06 µg) retiniert und 6% (0,54 µg) renal eliminiert. Mit steigender Dosis sinkt der retinierte Anteil von 94% auf 47% und der renale Anteil steigt entsprechend von 6% auf 53% an (Tab. 1).

In verschiedenen Studien an gesunden Probanden konnten diese Befunde bestätigt werden. So werden nach oral verabreichten 1000 µg Cyanocobalamin bzw. Methylcobalamin nach Einmal- und Mehrfachgabe maximal 1–3% resorbiert [8].

Nach 0,66 mg oral verabreichtem Methylcobalamin bei 12 gesunden Probanden wurden maximale Plasmaspiegel nach Einmalgabe von 0,609 + 0,247 ng/ml und nach 8tägiger Aufsättigung von 0,654 + 0,191 innerhalb 4–7 Stunden erreicht. Diese Werte lagen nur gering über dem Wert des Vortages von 0,452 + 0,236 bzw. dem unmittelbaren Ausgangswert von 0,442 + 0,240 und damit innerhalb des Normbereiches von 0,2 bis 0,8 ng/ml [8].

Ähnlich sind die Ergebnisse für 0,5 mg oral verabreichtes Cyanobalamin. Auch hier liegen die C_{max} Werte nach Einmalapplikation sowie im Steady state um 0,5 ng/ml und ebenfalls nur gering über dem Ausgangswert bzw. im Normalbereich [8].

Der niedrige tägliche Bedarf an essentiellem Vitamin B_{12} steht damit in Übereinstimmung mit der geringen und über aktive sowie passive Mechanismen gesicherten Resorption. Aus oral zugeführtem Vitamin B_{12} wird nur soviel aufgenommen, wie der Organismus benötigt. Für eine übermäßige Zufuhr bestehen weder Resorptionsmechanismen noch ein Bedarf.

Cyanocobalamin und Hydroxycobalamin nach parenteraler Applikation

Die parenterale Anwendung von Vitamin B_{12} hat nur ihre Berechtigung wenn durch pathologische Veränderungen im Gastrointestinaltrakt die Resorption gestört, die Spei-

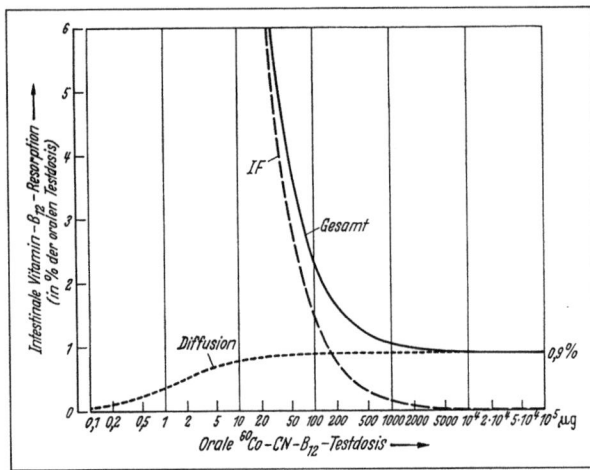

Abb. 3. Absoluter Anteil der Resorption von Vitamin B_{12} über Diffusion nach oraler Verabreichung von Co-Cyanocobalamin bei gesunden Probanden [6].

Tabelle 1. Dosisabhängige intestinale Resorption, Gesamtkörper-Retention und Urin-Ausscheidung nach oraler Verabreichung von Co-Cyanocobalamin bei gesunden Probanden [6]

oral verabr. Dosis µg	Gesamtkörper-Retention $\bar{x}$ in µg	Urin-Ausscheidung $\bar{x}$ in µg	Intestinale Resorption $\bar{x}$ in µg	Retention %	Ausscheidung %
1000	9,06	0,59	9,65	94	6
2000	16,9	1,50	18,4	92	8
5000	39,4	6,00	45,4	87	13
10000	69,0	16,20	85,2	81	19
20000	110,0	53,1	163	68	32
50000	247,0	263,0	510	48	52
100000	446,0	495,0	941	47	53

cher erschöpft und ein Mangel klinisch-biochemisch nachgewiesen ist. Ursachen sind u. a. langjährige Mangel- und Fehlernährung bei Veganern, Gastrektomie, Hypo- bzw. Achlorhydrie, Blindloop, Mangel an Intrinsic-Faktor, intestinale Infektionen, pathologische Darmflora, selektiv angeborene B_{12} Resorptionsstörung, das Imerslund-Grasbeck-Syndrom, gestörte Spaltung des B_{12} Haptocorrin-Komplexes im Duodenum bei Trypsinmangel, kongenitales Fehlen von Transcobalamin, hohe Plasmaspiegel an Transcobalamin, gestörte Methylcobalamin-Bildung durch Mangel an Folsäure sowie Beeinflussung der Resorption und Verwertung durch Pharmaka, Alkohol und Tabakrauch. Derartige Störungen sind jedoch selten und machen sich aufgrund des hohen Gesamtpools und des geringen Turnovers erst nach Jahren bemerkbar. Zur parenteralen Therapie stehen Cyanobalamin und Hydroxycobalamin zur Verfügung. Beide Vitamin B_{12} Derivate unterscheiden sich pharmakokinetisch voneinander aufgrund der verschiedenen Eiweißbindung.

Nach intramuskulärer Verabreichung von 2 mg Cyanocobalamin werden nach 0,7 Stunden maximale Plasmaspiegel von 73,4 ng/ml erreicht (Abb. 4). Der Plasmaspiegel an Cyanocobalamin fällt anfangs rasch mit einer Halbwertszeit von 4–6 Stunden und nach 24 Stunden deutlich langsamer ab, wobei ungeklärt ist, ob es sich hierbei um die in vivo retinierte Umwandlungsform handelt [9]. Innerhalb der ersten 6 Stunden werden im Urin 66,5%, in den folgenden 6 Stunden 12,7%, in den anschließenden 12 Stunden 2,9% und im 24 Stunden Urin insgesamt 82% an Cyanocobalamin wiedergefunden [10].

Die Pharmakokinetik von Hydroxycobalamin wurde nach einmaliger und mehrfacher intramuskulärer Injektion von 1 mg untersucht. Im Gegensatz zu Cyanocobalamin steigen die C_{max}-Werte nach Mehrfachgabe von 1 mg Hydroxycobalamin an. Nach Einmalgabe beträgt C_{max} nach 1 Stunde 41,7 ng/ml, nach 3maliger Applikation 80,2 ng/ml und nach täglicher Applikation über 8 Tage 119,1 ng/ml. Die Plasmaspiegel liegen damit nach 3 Tagen 200- bzw. 300fach über dem Basiswert. Entsprechend der Halbwertszeit von 16–29 Stunden kommt es nach einmal täglicher Injektion zur Kummulation von Hydroxycobalamin im Blut (Tab. 2). Es besteht ein Trend zur niedrigen Kummulation nach wiederholter Gabe. Dies erklärt sich dadurch, daß der Körper seine Speicher zunehmend auffüllt und das überschüssige B_{12} vermehrt eliminiert wird.

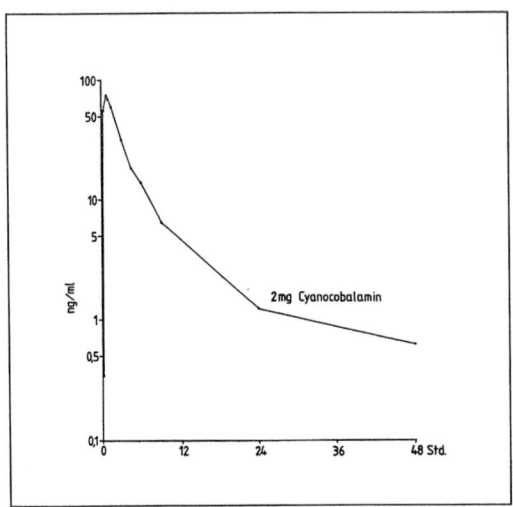

Abb. 4. Semilogarithmische mittlere Plasmakonzentrations-Zeitkurve von Cyanocobalamin nach einmaliger i.m.Injektion von 2 mg Cyanocobalamin bei 3 gesunden Probanden.

Tabelle 2. Pharmakokinetische Parameter nach ein- bzw. mehrmaliger i.m.Injektion von 1 mg Hydroxycobalamin bei gesunden Probanden (*= gleiche Studie)

Fallzahl		12*	12	12*
Untersuchung		1. Tag	3. Tag	8. Tag
C_{max}	(ng/ml)	40,2	80,2	119,1
t_{max}	(h)	1,3	1,5	0,8
$AUC_{(0-\infty)}$	(ng × h/ml)	801	1516	1455
$t_{1/2\ elim}$	(h)	16,2	29,2	23,1
$V_d AUC$	(i)	29,2	27,8	23,0
Cl_{tot}	(ml/min)	20,8	11,0	11,5
R_K		1,6	2,3	2,0

Zusammenfassung und Schlußfolgerungen

Aus diesen pharmakokinetischen Untersuchungen ergeben sich für die prophylaktische und therapeutische Anwendung von Vitamin B_{12} folgende Schlußfolgerungen für Vitamin B_{12}:

– Oral verabreichtes Cyanocobalamin und Methylcobalamin wird nur zu 1–3% resorbiert. Diese Menge ist bei intaktem Gastrointestinaltrakt zur Bedarfsdeckung als Coenzym ausreichend. Für eine orale Anwendung von Vitamin B_{12} im Rahmen der Therapie ist die resorbierte Menge zu unsicher.
– Wegen der geringen Resorption nach oraler Anwendung kommen deshalb für die Therapie der Megaloblastenanämie und funikulären Spinalerkrankung nur Vitamin B_{12} in parenteraler Darreichungsform infrage, wobei bezgl. des Dosierungsintervalls zwischen Cynocobalamin und Hydroxycobalamin unterschieden werden muß. Offen ist die parenterale Anwendung von B_{12} bei der peripheren Neuropathie als Monosub-

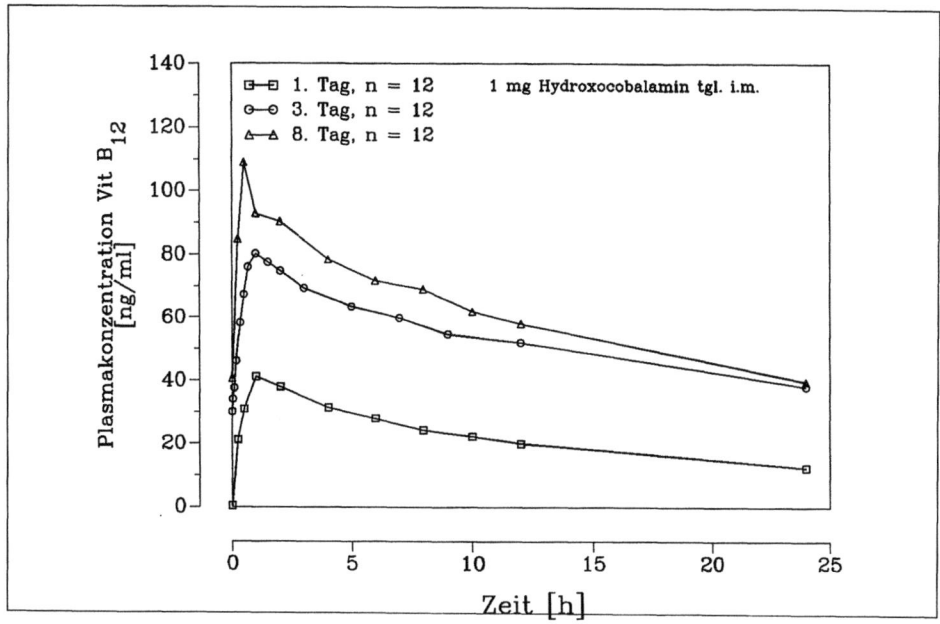

Abb. 5. Plasmakonzentrations-Zeitverlauf bei je 12 gesunden Probanden nach ein- bzw. mehrmaliger i.m. Injektion von 1 mg Hydroxycobalamin.

stanz bzw. in Kombination mit anderen Vitaminen des B-Komplexes, da hierzu keine klinischen Studien vorliegen.

Literatur

1. Council Report (1987) Vitamin Preparation as Dietary supplements and as Therapeutics Agent JAMA NO 14, 1929–1936
2. Bässler KH, Grühn E, Loew D, Pietrzik K. Vitaminlexikon. In Vorbereitung. Gustav Fischer Verlag, Stuttgart New-York
3. Deutsche Gesellschaft für Ernährung (1985) Empfehlungen für die Nährstoffzufuhr. Umschau Verlag, Frankfurt am Main, 4. erweiterte Überarbeitung
4. Friedrich W (Hrsg) (1987) Handbuch der Vitamine. Urban und Schwarzenberg, München Wien Baltimore
5. Heinrich HC, Wolfsteller E (1966) Hochdosierte orale Vitamin B_{12} Therapie. Med Klin 61: 756–763
6. Heinrich HC (1967) Die experimentellen Grundlagen einer hochdosierten oralen Vitamin B_{12}-Therapie beim Menschen. Ergeb inn Med Kinderheilk N F 25: 1–24
7. Heinrich HC, Gabbe EE (1990) Experimental basis of oral and parenteral therapy with cyano- and aquacobalamin. Biomedicine and Physiology of Vitamin B_{12}. The Children's Medical Charity, London
8. Keller-Stanislawski B, Loew D, Harder S (1989) Bioavailability of Vitamin B_1, B_6 and B_{12} after oral or i.m. application in 4 combination preparations. Deutsche Gesellschaft für Pharmakologie und Toxikologie. Abstracts of the Fall Meeting 18–21. September 1989, Köln
9. Loew D, Menke G, Hanke E, Rietbrock N (1988) Zur Pharmakokinetik von Hydroxocobalamin und Folsäure. VitaMinSpur: 168–172

10. Loew D, Hanke E, Menke G, Rietbrock N (1988) Zur Pharmakokinetik der Vitamine des B-Komplexes. In: Zöllner N, Fassl H, Jurna I, Pietrzik KF, Schattenkirchner M (Hrsg) Klinische Bedeutung von Vitamin B_1, B_6, B_{12} in der Schmerztherapie. Steinkopff, Darmstadt

Anschrift des Verfassers:

Prof. Dr. Dr. D. Loew
Katernberger Straße 255
5600 Wuppertal

Pharmakodynamik

Pharmakodynamische Wirkung hoher Dosen von B-Vitaminen

K. H. Bässler

Mainz

Bei den B-Vitaminen kennt man den physiologischen Wirkungsmechanismus sehr genau. Für diese Wirkungen sind nur sehr kleine Mengen erforderlich, wie wir sie aus den Ernährungsempfehlungen verschiedener internationaler Gremien kennen. Darüber hinaus aber ist es in bestimmten Fällen sinnvoll, Vitamine in viel höheren Dosen einzusetzen, als es dem nutritiven Bedarf entspricht, und man spricht dann etwas verschwommen von pharmakodynamischen oder pharmakologischen Wirkungen der Vitamine. Meines Wissens ist nie systematisch untersucht worden, was das eigentlich ist. Besinnen wir uns aber darauf, daß man unter Pharmakodynamik eigentlich die Analyse von Wirkungsbedingungen und Wirkungsmechanismen versteht, so können wir ja einmal diesen Maßstab an die hochdosierte Anwendung von B-Vitaminen anlegen und sehen, ob wir dem Verständnis solcher Wirkungen näher kommen.

In der Tabelle 1 sind verschiedene Wirkungen zusammengestellt, auf Grund deren eine Megavitamintherapie durchgeführt wird. Einen Anspruch auf Vollständigkeit kann die Tabelle nicht erheben, denn es ist der erste Versuch, so etwas zu systematisieren. Aber die aufgeführten Punkte mögen genügen, um die Grundlagen an einigen Anwendungsbeispielen zu erläutern.

Bei Betrachtung der Tabelle fällt auf, daß es in der Mehrzahl der Punkte, nämlich bei allen unter I aufgeführten, ganz einfach um eine Ausweitung der physiologischen Wirkung geht, die aus verschiedenen Gründen mit nutritiven Mengen nicht zu erreichen ist.

Tabelle 1. Wirkungen, die Basis für eine Megavitamintherapie sein können.

I. Wirkungen, die als Ausweitung der physiologischen Vitamin(Coenzym)-Wirkung angesehen werden können
  1. Wiederherstellung eines normalen Vitaminstatus nach Depletion
  2. Überwindung von Transportstörungen
  3. Änderung von Reaktionsmustern durch Aufsättigung von Kompartimenten oder von Enzymen mit Coenzym
  4. Kompension von gesteigertem Vitaminverbrauch
  5. Behandlung angeborener Enzymdefekte
     a) Kompensation verringerter Affinität von Enzym zu Coenzym
     b) Erhöhung der Stabilität des Apoenzyms durch Sättigung mit Coenzym
     c) Induktion der Synthese des Apoenzyms durch das Coenzym

II. Wirkungen, die mit der physiologischen Vitaminwirkung nichts zu tun haben
  - Entgiftung von Cyanid durch Hydroxocobalamin
  - Modulation des Hämoglobins durch Pyridoxalphosphat
  - Lipidsenkende Wirkung von Nicotinsäure

Zu 1.

Es ist einleuchtend, daß bei einem an Vitaminen verarmten Organismus zur Wiederauffüllung der Depots zunächst einmal höhere Vitamindosen erforderlich sind, wenn die Restitution in möglichst kurzer Zeit erfolgen soll. Beispiele dafür gibt es in großer Zahl, aber ich glaube, darauf muß hier nicht detailliert eingegangen werden.

Zu 2.

Beispiele für Transportstörungen können besonders gut am Vitamin B_{12} aufgezeigt werden. Bei der perniziösen Anämie ist die intestinale Resorption gestört, weil der intrinsic factor fehlt. Wenn man wegen parenteraler Unverträglichkeit aus verschiedenen Gründen auf die orale Zufuhr angewiesen ist, muß etwa das hundertfache des physiologischen Bedarfs appliziert werden, weil durch passive Diffusion nur knapp 1% der Dosis zur Resorption kommt.

Bei Mangel an Transcobalamin ist der Cobalamintransport im Organismus gestört. Um diesen Mangel zu kompensieren, sind intramuskuläre Dosen von 1 mg täglich, 2mal wöchentlich oder 1mal wöchentlich erforderlich.

Ein weiteres Beispiel ist die Thiamin-responsive megaloblastische Anämie. Hier ist der Thiamintransport durch biologische Membranen bei normalem Thiaminstatus gestört. Es sind etwa 50 mg Thiamin täglich erforderlich, um diesen Defekt zu kompensieren.

Zu 3.

Das Ausmaß der Sättigung Pyridoxalphosphat-abhängiger Enzyme mit dem Coenzym ist sehr unterschiedlich, sei es wegen unterschiedlicher Michaelis-Konstanten der Enzyme oder wegen unterschiedlicher Verfügbarkeit von Pyridoxalphosphat in verschiedenen Kompartimenten. Ein Beispiel dafür liefert der Tryptophanstoffwechsel. Es ist bekannt, daß es bei Vitamin-B_6-Mangel nach Tryptophanbelastung zu einer Ausscheidung von Kynurenin, Kynurensäure, 3-Hydroxykynurenin und Xanthurensäure kommt. Das kommt daher, daß die Aktivität der Kynureninase (3 in Abb. 1) früher und stärker reduziert ist als die Aktivität der Kynurenin-Ketoglutarat-Transaminase (2 in Abb. 1).

Wie ist das zu verstehen, da doch beide Enzyme Pyridoxalphosphat-abhängig sind? Kynureninase ist ausschließlich im Cytosol, die Transaminase dagegen im Cytosol und

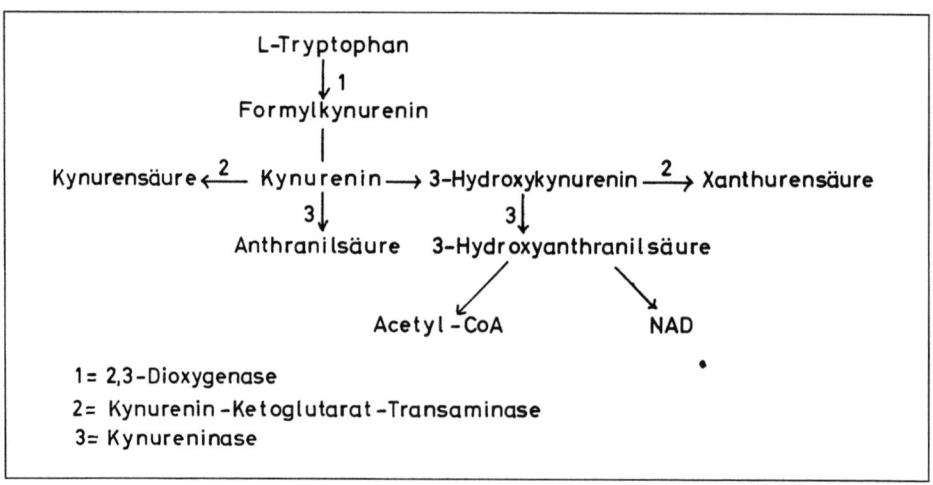

Abb. 1. Vereinfachtes Schema des Tryptophan-Abbaus

in den Mitochondrien lokalisiert. Offensichtlich erfolgt die Depletion in den Mitochondrien aus irgendwelchen Gründen (Proteinbildung? Membranpermeabilität?) langsamer als im Cytosol. Es ist denkbar, daß auch das Umgekehrte zutrifft, daß nämlich bei Wiederauffüllung nach Depletion zuerst die Enzymaktivität im Cytosol und nachfolgend langsamer in den Mitochondrien ansteigt. Leider ist das noch nie untersucht worden, obwohl es sich hier um ein relativ einfaches Modell zur Untersuchung solcher Fragen handelt.

Man kann sich entsprechend vorstellen, daß unter einer Megavitaminbehandlung Kompartimente, die dem Vitamin schlecht zugänglich sind, aufgefüllt werden, oder Enzyme mit hoher Michaelis-Konstante für das Coenzym aufgesättigt und damit aktiver werden. So etwas muß zu einer Verschiebung von Reaktionsmustern führen, d.h. Reaktionen, die normalerweise nur in geringem Umfang ablaufen, nehmen an Bedeutung zu. Ein solcher Mechanismus könnte beispielsweise der von Dakshinamurti et al. [2] beobachteten Zunahme von Serotonin bei gleichzeitiger Abnahme der Rezeptorendichte in verschiedenen Arealen des Gehirns unter Behandlung mit hohen Dosen an Pyridoxin zugrunde liegen.

Auch dem Vorschlag, rheumatische Erkrankungen und degenerative Gelenkerkrankungen mit hohen Dosen an Pyridoxin zu behandeln, liegt eine ähnliche Vorstellung zugrunde [6]. Pyridoxalphosphat ist Coenzym der Lysyloxidase, die für die Quervernetzung von Kollagen verantwortlich ist. Man kann sich vorstellen, daß das schlecht durchblutete Knorpelgewebe nicht gerade üppig mit Vitaminen versorgt wird und daß man dies durch Behandlung mit hohen Dosen verbessern kann.

Zu 4.

Höhere als physiologische Dosen an Vitaminen sind auch dann erforderlich, wenn ein gesteigerter Verbrauch vorliegt. Dies gilt z.B. für die antioxidativen Vitamine unter oxidativem Streß, oder – um bei den B-Vitaminen zu bleiben – bei Wechselwirkungen mit Arzneimitteln. Ich denke, um nur wenige Beispiele zu nennen, an die Inaktivierung von Pyridoxal durch Isoniazid oder an die „Antipyridoxinwirkung" von D-Penicillamin, an die Verschlechterung der Vitamin-B_{12}-Resorption durch Clofibrat, Neomycin oder p-Aminosalizylsäure oder an die Erhöhung des Bedarfs an verschiedenen Vitaminen durch orale Kontrazeptiva und vieles andere mehr.

Zu 5.

Schließlich kommen wir zur Behandlung angeborener Enzymdefekte mit hohen Vitamindosen. Dabei sind im wesentlichen die drei in Tabelle 1 aufgeführten Wirkungsmechanismen denkbar, obwohl das in den meisten Fällen nicht exakt geklärt ist.
Einige Beispiele:

Bei der klassischen Form der Homocystinurie besteht ein Defekt der Cystathionin-β-Synthase (Abb. 2). Dabei kann man drei Typen von Defekten unterscheiden: Enzymmangel ohne Restaktivität; reduzierte Enzymaktivität mit normaler Affinität zum Coenzym Pyridoxalphosphat; reduzierte Enzymaktivität bei reduzierter Affinität zum Coenzym. Nur die dritte Variante spricht positiv auf hohe Pyridoxindosen an (25–1200 mg/Tag). Gleichzeitig liegt bei dieser Mutante eine erhöhte Thermolabilität des Enzyms vor, das durch Sättigung mit dem Coenzym stabilisiert werden kann [3].

Die Cystathioninurie beruht auf verringerter Affinität des defekten Enzyms Cystathionin-γ-Lyase (s. Abb. 2) zu Pyridoxalphosphat und kann mit 400 mg Pyridoxin/Tag behandelt werden.

Als weiteres Beispiel für die Erhöhung der Stabilität eines Apoenzyms durch Sättigung mit Coenzym kann die Pyridoxin-responsive sideroblastische Anämie herangezogen werden, bei der die defekte δ-Aminolävulinsäure-Synthase mit geringer Affinität

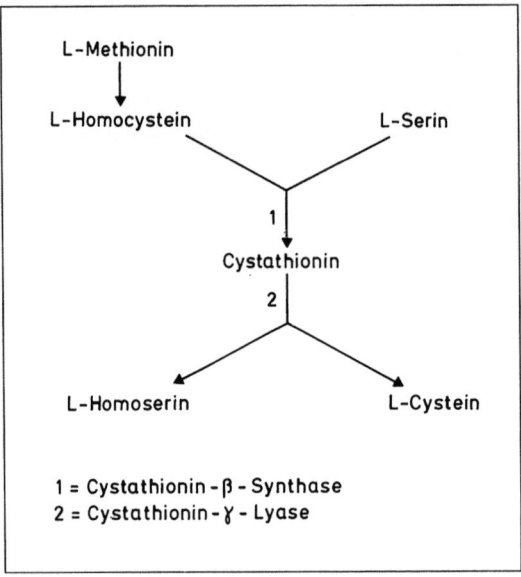

Abb. 2. Umwandlung von Methionin zu Cystein und die beteiligten Enzyme

zu Pyridoxalphosphat einem rascheren Abbau unterliegt, der durch Aufsättigung mit Coenzym verlangsamt werden kann [5]. Erforderlich sind etwa 600 mg Pyridoxin pro Tag.

Auch für die Flavinenzyme ist bekannt, daß die Apoenzyme bei Riboflavinmangel rascher abgebaut werden.

Die dritte Möglichkeit, Induktion der Synthese des Apoenzyms durch das Coenzym, ist hypothetisch. Für die Realisierung dieser Möglichkeit ist mir gegenwärtig kein Beispiel bekannt.

Aus Zeitgründen muß es bei diesen wenigen Beispielen aus dem Bereich der zahlreichen angeborenen Enzymdefekte bleiben. Obwohl diese Erkrankungen selten sind, liefern sie interessante Modelle für Wirkungsmechanismen hoher Vitamindosen.

Bei allen bisher behandelten Wirkungsmechanismen von Vitamin-Megadosen handelt es sich um physiologische Mechanismen, die aus verschiedenen Gründen erst bei hohen Dosen erreicht werden können. Nun gibt es aber auch Wirkungen von Megadosen, die mit dem physiologischen Wirkungsmechanismus nichts zu tun haben und die vielleicht eher zu Recht die Bezeichnung „pharmakologische Wirkung" verdienen. Dabei kann es sich um rein chemische Effekte handeln, wie bei der Entgiftung von Cyanid durch Hydroxocobalamin [1] oder bei der Modulation des Hämoglobins durch Pyridoxalphosphat [4] zur Hemmung des Sichelns bei Sichelzellanämie oder zur Erhaltung der Sauerstofftransportfähigkeit in Blutkonserven.

In diesen Bereich der pharmakologischen Wirkungen fällt auch die lipidsenkende Wirkung der Nicotinsäure in Gramm-Mengen, die in ihrem Wirkungsmechanismus noch nicht völlig geklärt ist, aber sicher mit der physiologischen Vitaminwirkung nichts zu tun hat.

Ich muß es bei dieser skizzenhaften Darstellung belassen. Was man auch bei dieser Kürze feststellen kann, ist die Tatsache, daß die Behandlung mit Vitaminen nicht bei den RDA oder den Empfehlungen der Deutschen Gesellschaft für Ernährung endet, sondern daß es darüber hinaus Anwendungsmöglichkeiten in höheren Dosen gibt, die man gerade erst zu erkennen und zu verstehen beginnt.

Literatur

1. Cottrell JE, Casthely P, Brodie JD, Patel K, Klein A, Turndorf H (1978) Prevention of nitroprussid-induced cyanide toxicity with hydroxo cobalamin. New Engl J Med 298: 809
2. Dakshinamurti K, Sharma SK, Bonke D (1990) Influence of B-vitamins on binding properties of serotonin receptors in the CNS of rats. Klin Wschr 68: 142–145
3. Fowler B, Kraus J, Packman S, Rosenberg LE (1978) Homocystinuria, evidence for three distinct classes of cystathionine-β-synthase mutants in cultivated fibroblasts. J Clin Invest 61: 645–653
4. Friedrich W (1987) Handbuch der Vitamine. Urban und Schwarzenberg, München Wien Baltimore, S 385
5. Merill AH jr, Henderson JM (1987) Diseases associated with defects in vitamin B_6 metabolism or utilization. In: Olson RE, Beutler E, Broquist HP (eds) Annual Review of Nutrition, vol 7: 137–156
6. Miehlke K, Liebelt J, Bonke D (1985) Vitamine der B-Gruppe. Additive Effekte bei der medikamentösen Therapie rheumatischer Erkrankungen. Therapiewoche 35: 3313–3321

Anschrift des Verfassers:

Prof. Dr. K. H. Bässler
Physiologisch-Chemisches Institut II
der Johannes-Gutenberg-Universität
Saarstraße 21
6500 Mainz

Beeinflussung experimentell induzierter Nervenläsionen durch B-Vitamine

Morphologische Untersuchungen am N. saphenus von Kaninchen

K. W. Becker und E.-W. Kienecker

Fachrichtung Anatomie der Universität des Saarlandes, Homburg

Einleitung

In früheren Arbeiten wurde mit licht- und elektronenmikroskopischen Methoden nachgewiesen, daß die gleichzeitige parenterale Gabe höherer Dosen an B-Vitaminen (B_1, B_6, B_{12}) in den ersten beiden Wochen nach Kälteläsion und Axonotmesis des N. saphenus von Kaninchen die Regeneration geschädigter Nervenfasern, insbesondere die Myelinisierung der Axone beschleunigen kann [1, 2].

Die Frage blieb offen, ob Einzelkomponenten des Vitamingemisches diesen Effekt verursachen, oder ob die drei Vitamine nur im gemeinsamen Zusammenwirken Einfluß auf das Regenerationsverhalten nach Nervenschädigung nehmen können.

Methodik

Als Modell zur Schädigung der Nerven wurde wie in früheren Arbeiten eine standardisierte, durch Kälte herbeigeführte vollständige Axonotmesis des N. saphenus bei Kaninchen gewählt, das – im Gegensatz zu Nervendruckschädigungen – ideale Voraussetzungen für die Beurteilung morphologischer Veränderungen in de- und regenerierenden peripheren Nerven schafft, die durch Pharmaka hervorgerufen werden [2].

Als Versuchstiere wurden gesunde, gemischtrassige Kaninchen beiderlei Geschlechts mit annähernd gleichem Alter und Gewicht (ca. 6 Monate; 1,5 kg Körpergewicht) eingesetzt. Vor und während der Versuche wurden alle Tiere mit standardisierter Nahrung (Altromin Nr. 2023; Fa. Altromin, Hagen) gefüttert. Dieses Futter enthält auch Vitamine in der für Nager notwendigen Dosierung [2], so daß ein ernährungsbedingter Mangel auszuschließen ist.

Abbildung 10 zeigt die Anzahl der in der jeweiligen Behandlungsgruppe untersuchten Nerven, die Dauer der Behandlung sowie die tägliche Dosierung der B-Vitamine (Thiaminhydrochlorid-HCl, Pyridoxin-HCl, Cyanocobalamin), die subkutan oder intramuskulär im Anschluß an die Erstoperation appliziert wurden. Die entsprechenden Vergleichsguppen wurden mit physiologischer Kochsalzlösung behandelt.

Nach Prämedikation mit Atropin wurden die Tiere durch intravenöse Pentobarbital-Narkose anästhesiert und der N. saphenus an der medialen Oberschenkelseite mikrochirurgisch über eine Strecke von ca. 25 mm freipräpariert und mobilisiert. Hierbei wurde darauf geachtet, daß der Nerv weder komprimiert noch gedehnt wurde. Der proximale Beginn der späteren Läsionsstelle wurde mit einem 12–0 monofilen Polyamidfaden, der mit einfacher U-Naht im adventitiellen Bindegewebe fixiert wurde, gekennzeichnet. Beeinflussungen der Regeneration durch die Naht waren ausgeschlossen. Anschließend wurde unter den Nerven ein auf −196 °C gekühlter Messingblock geschoben, der bis zum völligen Auftauen dort verblieb. Nach Reposition der Nerven in

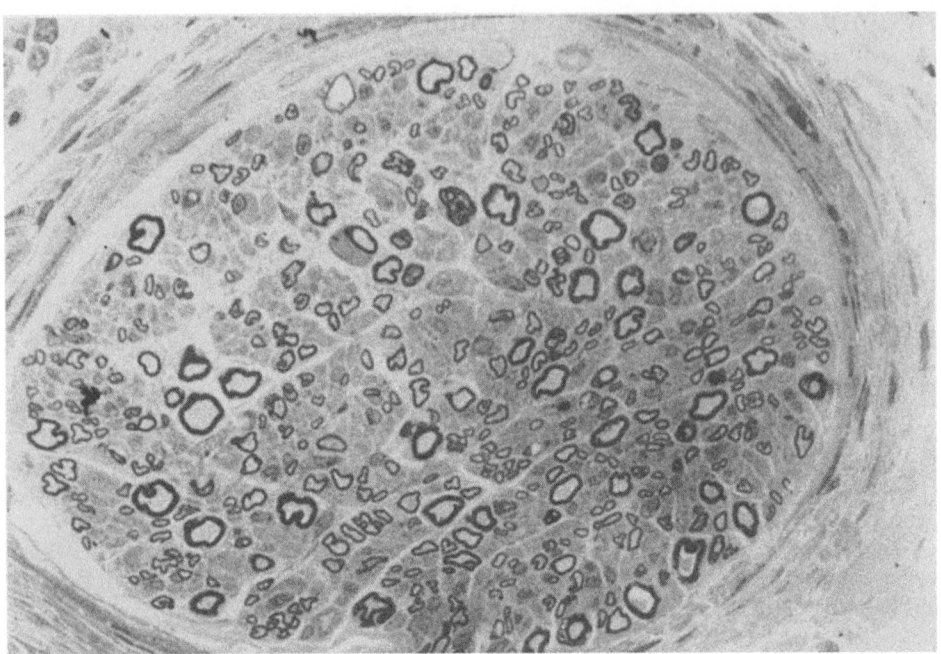

Abb. 1. Normaler Aspekt eines Faszikels des N. saphenus (Kaninchen; Richardson-Färbung; Originalvergrößerung 200 ×).

seine ursprüngliche Lage erfolgte der Hautverschluß mit einer fortlaufenden 2–0 Mersilene-Naht. Nach vorgegebener Behandlungsdauer (4, 10 oder 21 Tage) wurden die Nerven entnommen und die interessierenden Abschnitte (vom Markierungsknoten bis ca. 10 mm distal des Läsionsbereichs) für die licht- und elektronenmikroskopische Untersuchung aufgearbeitet. Von den Präparaten wurden Serienschnitte (Semidünnschnitte, Ultradünnschnitte) angefertigt, die entweder silberimprägniert oder nach Richardson gefärbt und lichtmikroskopisch untersucht oder mit dem Elektronenmikroskop begutachtet wurden [2]. Anhand von Fotografien der Schnitte wurden die eindeutig de- bzw. eindeutig regenerierenden myelinisierten Axone ausgezählt und mit Schnittfotografien der entsprechenden Kontrollgruppen verglichen.

Ergebnisse

Distal des Läsionsbereichs ist in jedem der kältegeschädigten Nerven eine vollständige sekundäre Wallersche Degeneration nachzuweisen.

1. Befunde nach Kälteläsion ohne Applikation der einzelnen Vitamine

Im Zeitraum zwischen dem 4. und 10. postoperativen Tag sind im Läsionsbereich und im distalen Nervenabschnitt lichtmikroskopisch im Querschnitt die für die Wallersche Degeneration typischen Myelin- und Axonabbaufragmente zu beobachten (Abb. 2). Im elektronenmikroskopischen Bild ist die zunehmende Desintegration der axoplasmati-

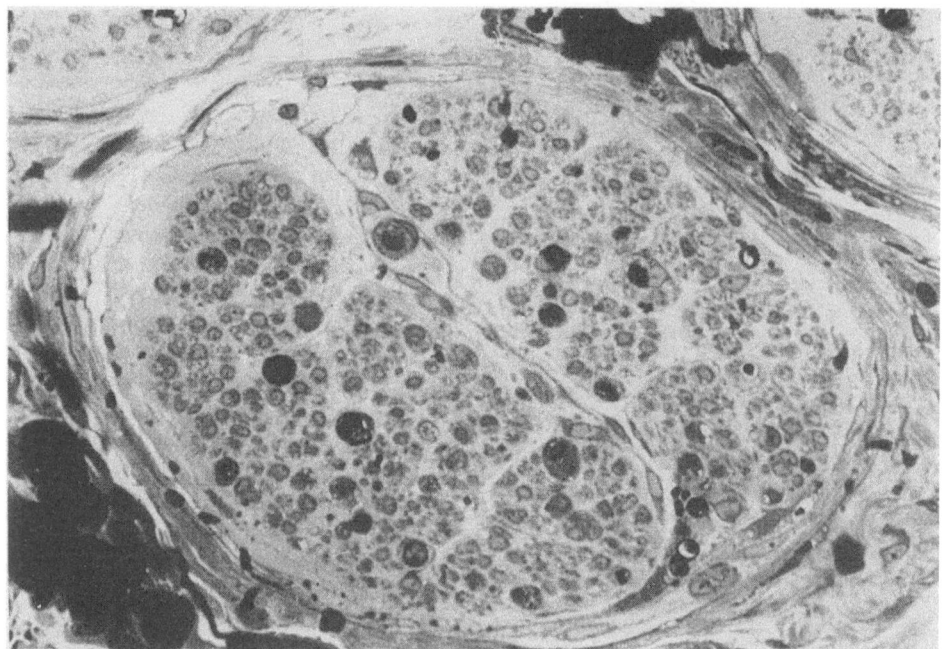

Abb. 2. N. saphenus (Kaninchen; 4 Tage p.o.; 10 mm distal der Kälteläsion; Richardson-Färbung; Originalvergrößerung 200 ×).

schen Strukturen zu erkennen, die um den 10. postoperativen Tag völlig verschwunden sind. Die Lamellelierung der Markscheiden verschwindet. Die Markscheidenreste bilden unregelmäßig geformte Myelinballen und -ovoide. Um diese Zeit sind im Läsionsbereich nur noch Markscheiden- und Axonfragmente zu beobachten, die von Schwannschen Zellen phagozytiert werden. Neben dem degenerierenden Material erscheinen im Schädigungsbereich und im distal der Läsion gelegenen Nervenabschnitt bereits regenerierende Axonsprosse in den Hanken-Büngnerschen Bändern der proliferierenden Schwannschen Zellen (Abb. 3).

Die ursprünglichen Basallaminae der Schwannschen Zellen bleiben während der Ab- und Umbauvorgänge erhalten. Sie kollabieren während des Myelin- und Axonabbaus, füllen sich dann jedoch bereits bis zum 10. postoperativen Tag wieder mit überwiegend nichtmyelinisierten Axonsprossen, die in proliferierte Schwannsche Zellen invaginiert sind.

Im Vergleich zur normalen Morphologie (Abb. 1) ist das Gefüge der Perineuralzellen im elektronenmikroskopischen Bild (bis auf eine mäßige Auflockerung um den 4. postoperativen Tag) im Bereich der Kälteläsion unverändert.

Auch drei Wochen nach Schädigung sind im Läsionsbereich und im distalen Nervenabschnitt neben regenerierenden myelinisierten und den häufiger vorkommenden nichtmyelinisierten Axonsprossen noch Myelinzerfalls- und -abbauprodukte in den Schwannschen Zellen der entstandenen Hanken-Büngnerschen Bänder zu erkennen. Perroncito-Spiralen, rekurrierende Fasersprosse oder endoneurale Neurome, die nach Neurotmesis im lichtmikroskopischen Präparat nicht selten anzutreffen sind, werden in dieser Versuchsordnung nicht beobachtet.

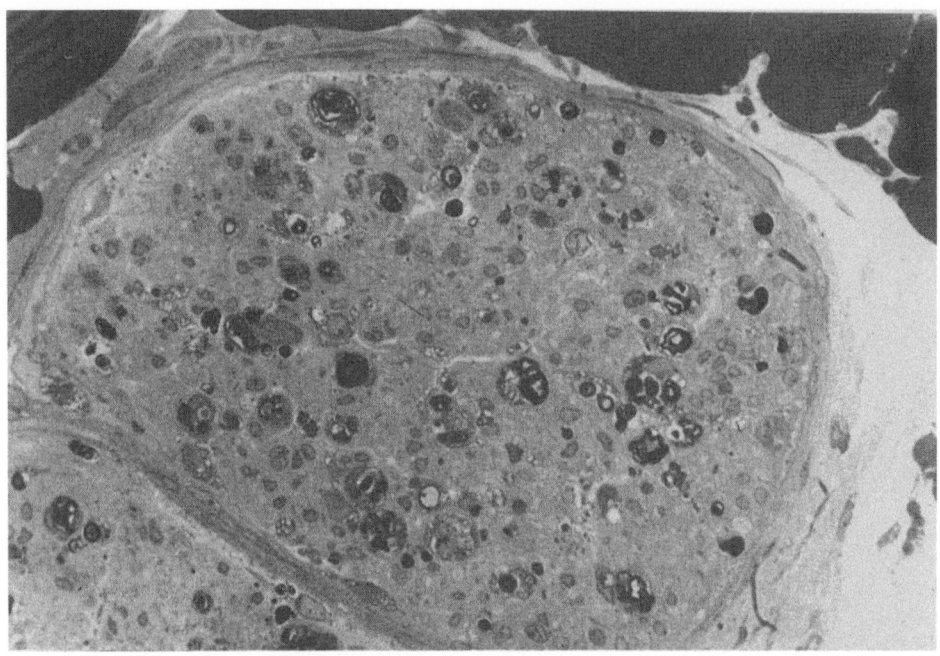

Abb. 3. N. saphenus (Kaninchen; 10 Tage p.o.; 10 mm distal der Kälteläsion; Kontrollgruppenbeispiel; Richardson-Färbung; Originalvergrößerung 200 ×).

2. Befunde nach Kälteläsion mit Applikation von Vitamin B_1, B_6 oder B_{12}

Im Vergleich zu den entsprechenden Kontrollgruppen ist nach Applikation der einzelnen Vitamine morphologisch (ca. 10 mm distal des Läsionsbereiches) kein Unterschied hinsichtlich de- und regenerativer Veränderungen in den Nerven zu sehen. Insbesondere ist in keiner der Behandlungsgruppen eine stärkere Neurotisierung oder schnellere Myelinscheidenbildung im Läsionsbereich und im sich daran anschließenden Nervenabschnitt erkennbar (Abb. 4a–c). Die Schwannschen Zellen verhalten sich zahlenmäßig wie in den Kontrollgruppen.

Die morphometrischen Befunde wurden anhand der Zahl der eindeutig de- und regenerativen axonalen Strukturen bzw. nicht eindeutig zuordbarer axonaler Strukturen quantifiziert. Die Ergebnisse der einzelnen Behandlungsgruppen (B_1: 6 Nerven; B_6: 9 Nerven; B_{12}: 5 Nerven) sind in den Tabellen 1 bis 3 und grafisch in den Abbildungen 5, 6 und 7 aufgeführt und denjenigen der Kontrollgruppen gegenübergestellt. Tabelle 4 und die Abbildungen 8 und 9 zeigen frühere Ergebnisse nach gleichzeitiger Applikation von B_1, B_6 und B_{12} [2]. Abbildung 10 zeigt die Anzahl der untersuchten Nerven, die Behandlungsdauer und die jeweilige tägliche Dosierung der Vitamine.

Diskussion

Die grundlegende Bedingung für die Prüfung positiver oder negativer Pharmakawirkungen auf die Struktur de- und regenerierender peripherer Nerven ist das sichere Auftreten einer vollständigen sekundären Wallerschen Degeneration im distal einer

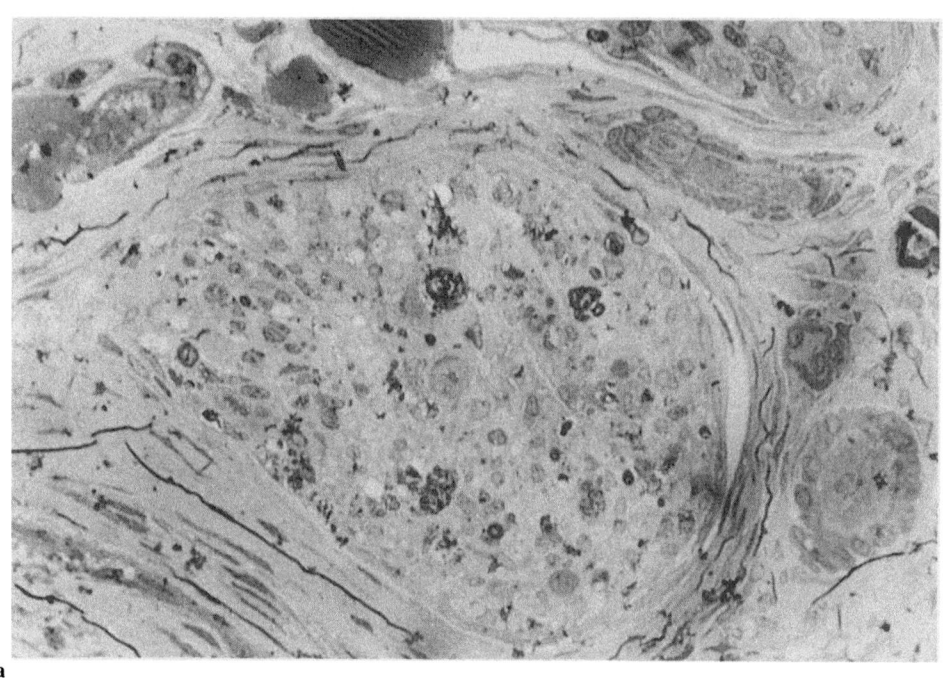

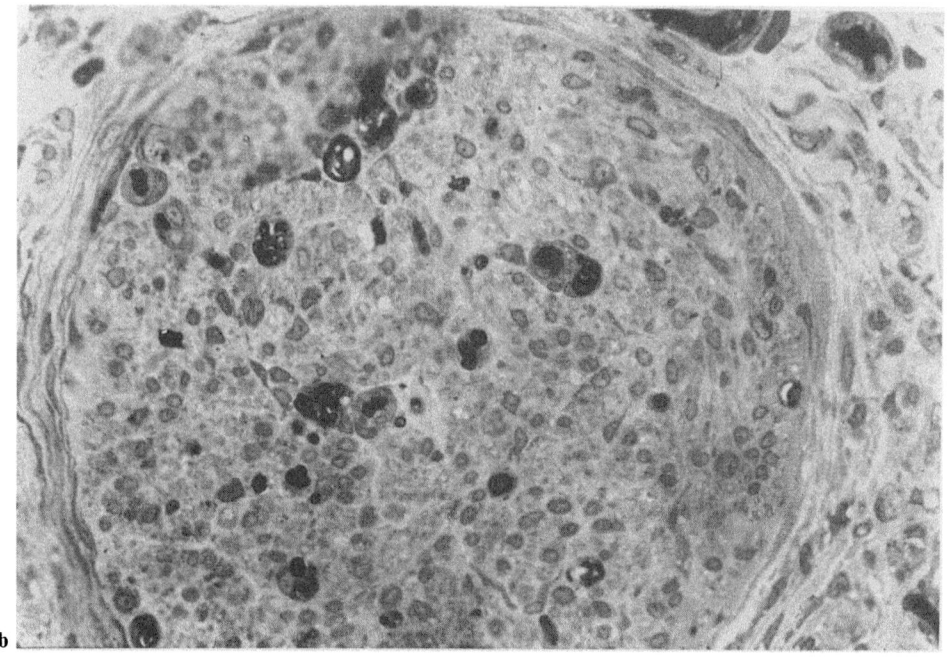

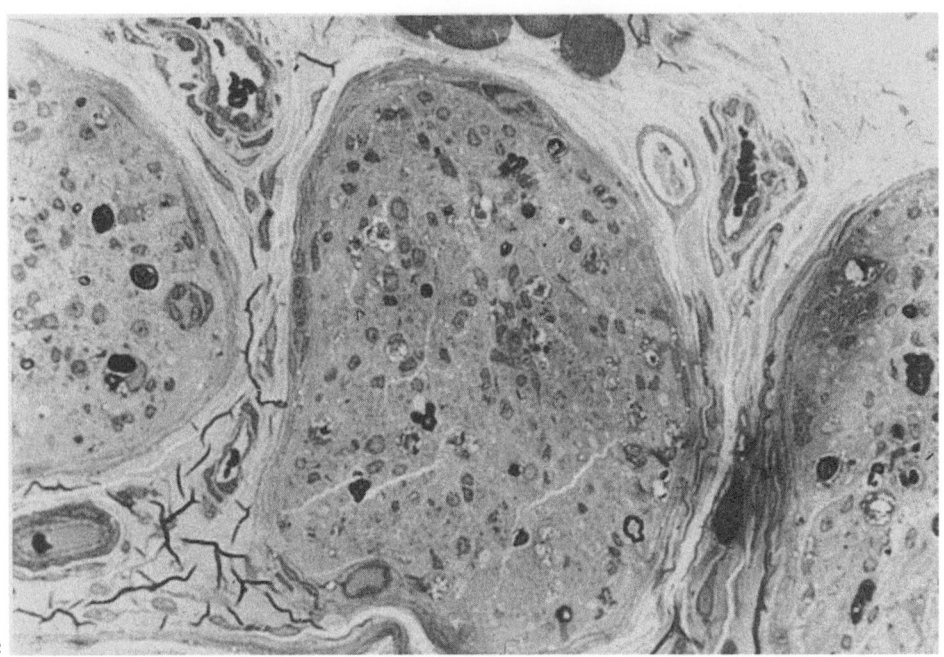

Abb. 4 (a/b/c). N. saphenus; Beispiele für Befunde nach Applikation von B_1 (4a), B_6 (4b) und B_{12} (4c); (Kaninchen; 10 Tage p.o.; 10 mm distal der Kälteläsion; Richardson-Färbung; Originalvergrößerung 200 ×).

Tabelle 1. Nervende- und -regenerate sowie nicht zuordbare Strukturen (Faszikelquerschnitte des N.saphenus nach Kälteläsion; 10 Tage p.o.; 10 mm distal der Läsionsstelle).

Vitamin B_1	Degenerativ	Regenerativ	Nicht zuordbar	Summe
N1	152	60	21	233
N2	156	21	17	194
N3	182	43	25	250
N4	123	26	58	207
N5	146	42	32	220
N6	224	59	64	347
Summe	983	251	217	1451
Prozent (Gesamt)	67,75	17,30	14,96	
Kontrollgruppe	Degenerativ	Regenerativ	Nicht zuordbar	Summe
N1	139	32	32	203
N2	77	27	24	128
N3	123	36	26	185
N4	53	19	29	101
N5	135	37	38	210
N6	151	41	19	211
Summe	678	192	168	1038
Prozent (Gesamt)	65,32	18,50	16,18	

Tabelle 2. Nervende- und -regenerate sowie nicht zuordbare Strukturen (Faszikelquerschnitte des N.saphenus nach Kälteläsion; 10 Tage p.o.; 10 mm distal der Läsionsstelle).

Vitamin B_6	Degenerativ	Regenerativ	Nicht zuordbar	Summe
N1	167	51	21	239
N2	150	21	32	203
N3	46	18	20	84
N4	156	24	28	208
N5	56	12	16	84
N6	206	43	27	276
N7	126	21	11	158
N8	67	14	9	90
N9	112	39	24	175
Summe	1086	243	188	1517
Prozent (Gesamt)	71,59	16,02	12,39	
Kontrollgruppe	Degenerativ	Regenerativ	Nicht zuordbar	Summe
N1	129	44	22	195
N2	153	22	21	196
N3	102	41	29	172
N4	192	32	28	252
N5	156	21	43	220
N6	149	42	39	230
N7	223	57	56	336
N8	137	18	19	174
N9	109	35	26	170
Summe	1350	312	283	1945
Prozent (Gesamt)	69,41	16,04	14,55	

Tabelle 3. Nervende- und -regenerate sowie nicht zuordbare Strukturen (Faszikelquerschnitte des N.saphenus nach Kälteläsion; 10 Tage p.o.; 10 mm distal der Läsionsstelle).

Vitamin B_{12}	Degenerativ	Regenerativ	Nicht zuordbar	Summe
N1	150	63	24	237
N2	161	19	22	202
N3	183	55	21	259
N4	139	27	33	199
N5	93	43	41	177
Summe	726	207	141	1074
Prozent (Gesamt)	67,70	19,27	13,13	
Kontrollgruppe	Degenerativ	Regenerativ	Nicht zuordbar	Summe
N1	167	54	20	241
N2	156	22	32	210
N3	179	39	18	236
N4	132	33	29	194
N5	128	41	36	205
Summe	762	189	135	1086
Prozent (Gesamt)	70,17	17,40	12,43	

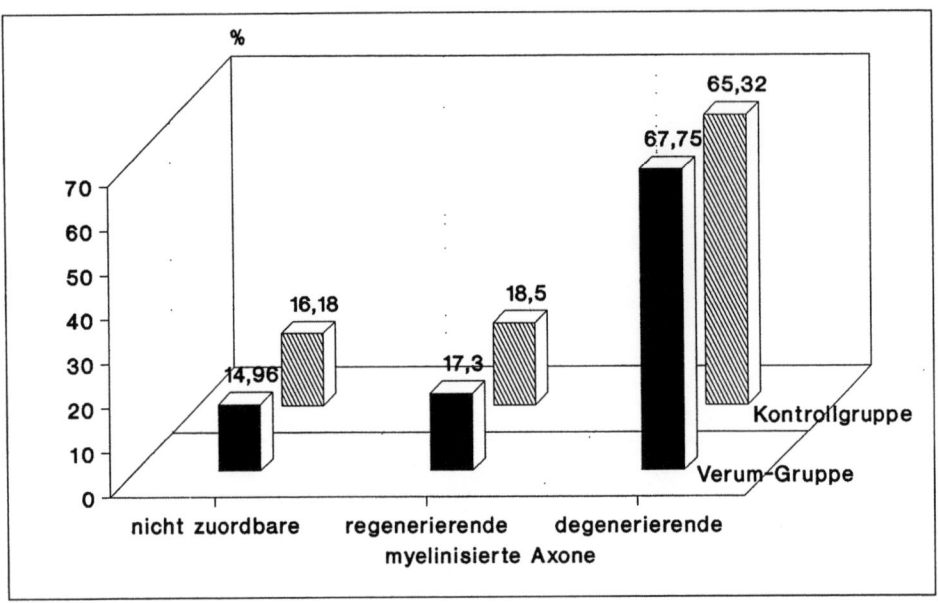

Abb. 5. Prozentualer Anteil de- und regenerierender myelinisierter Axone sowie nicht eindeutig zuordbarer Strukturen nach Applikation von Vitamin B_1 in Verum- und Kontrollgruppen (N. saphenus; 10 Tage p.o.; 10 mm distal der Kälteläsion).

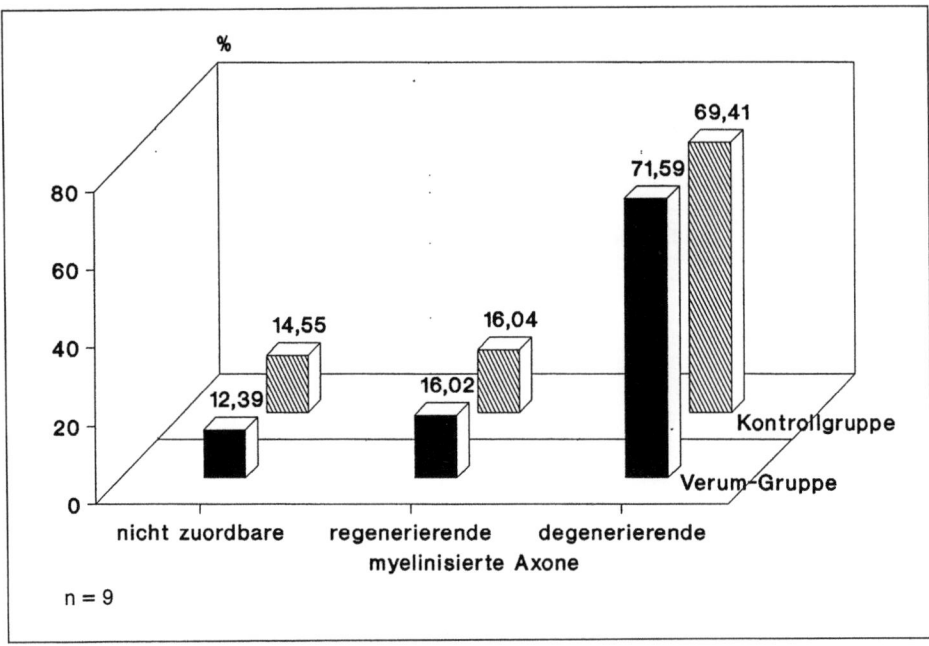

Abb. 6. Prozentualer Anteil de- und regenerierender Axone sowie nicht eindeutig zuordbarer Strukturen nach Applikation von Vitamin B_6 in Verum- und Kotrollgruppe (N. saphenus; 10 Tage p.o.; 10 mm distal der Kälteläsion).

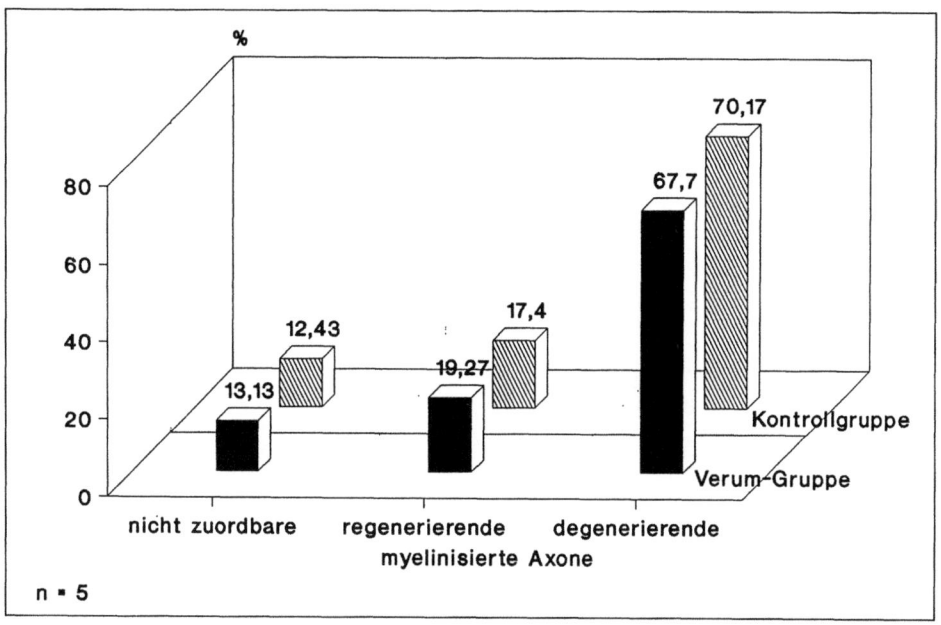

Abb. 7. Prozentualer Anteil de- und regenerierender myelinisierter Axone sowie nicht eindeutig zuordbarer Strukturen nach Applikation von Vitamin B_{12} in Verum- und Kontrollgruppe (N. saphenus; 10 Tage p.o.; 10 mm distal der Kälteläsion).

Tabelle 4. Nervende- und -regenerate sowie nicht zuordbare Strukturen (Faszikelquerschnitte des N.saphenus nach Kälteläsion; 10 Tage p.o.; 10 mm distal der Läsionsstelle).

Vitamin B1, B6, B12 (*)	Degenerativ	Regenerativ	Nicht zuordbar	Summe
N1	36	236	24	296
N2	61	222	25	308
N3	90	193	34	317
N4	44	112	26	182
N5	69	315	39	423
N6	42	101	19	162
N7	51	201	22	274
Summe	393	1380	189	1962
Prozent (Gesamt)	20,03	70,34	9,63	
Kontrollgruppe	Degenerativ	Regenerativ	Nicht zuordbar	Summe
N1	148	82	22	252
N2	156	21	17	194
N3	182	47	25	254
N4	120	27	63	210
N5	149	37	32	218
N6	187	32	24	243
N7	83	12	24	119
Summe	1025	258	207	1490
Prozent (Gesamt)	68,79	17,32	13,89	

(*) Werte aus (2); ergänzt um Werte drei weiterer Nn. sapheni

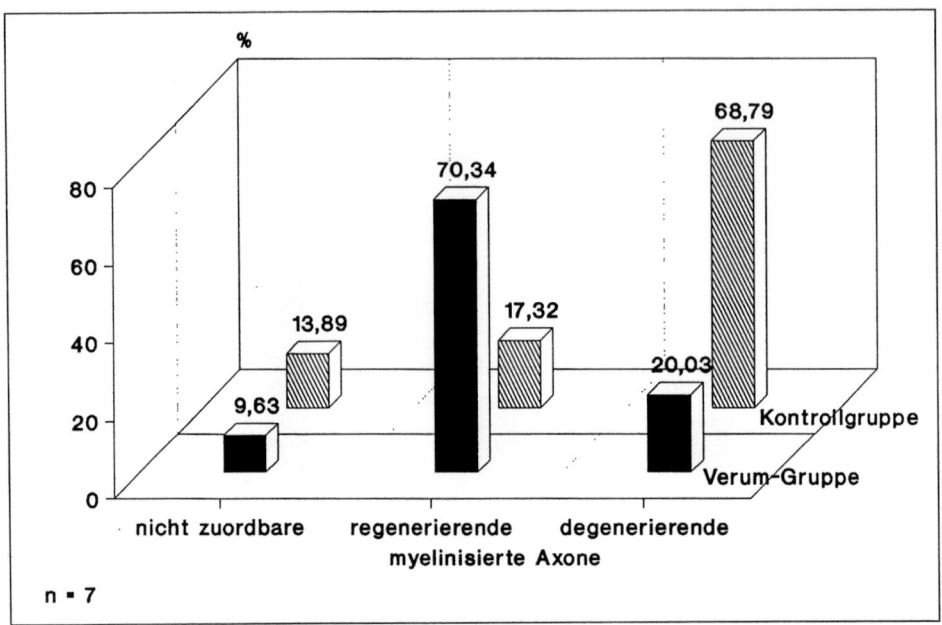

Abb. 8. Prozentualer Anteil de- und regenerierender myelinisierter Axone sowie nicht eindeutig zuordbarer Strukturen nach kombinierter Applikation von Vitamin B_1, B_6 und B_{12} in Verum- und Kontrollgruppe (N. saphenus; 10 Tage p.o.; 10 mm distal der Kälteläsion).

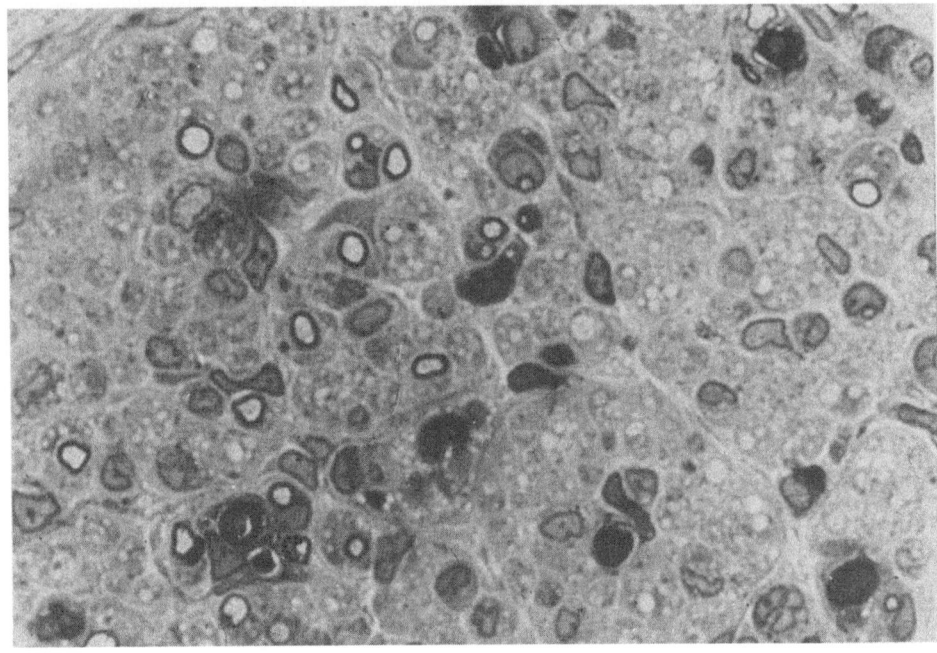

Abb. 9. N. saphenus; Beispiel für Befunde nach kombinierter Applikation von B_1, B_6 und B_{12} (Kaninchen; 10 Tage p.o.; 10 mm distal der Kälteläsion; Richardson-Färbung; Originalvergrößerung 200 ×).

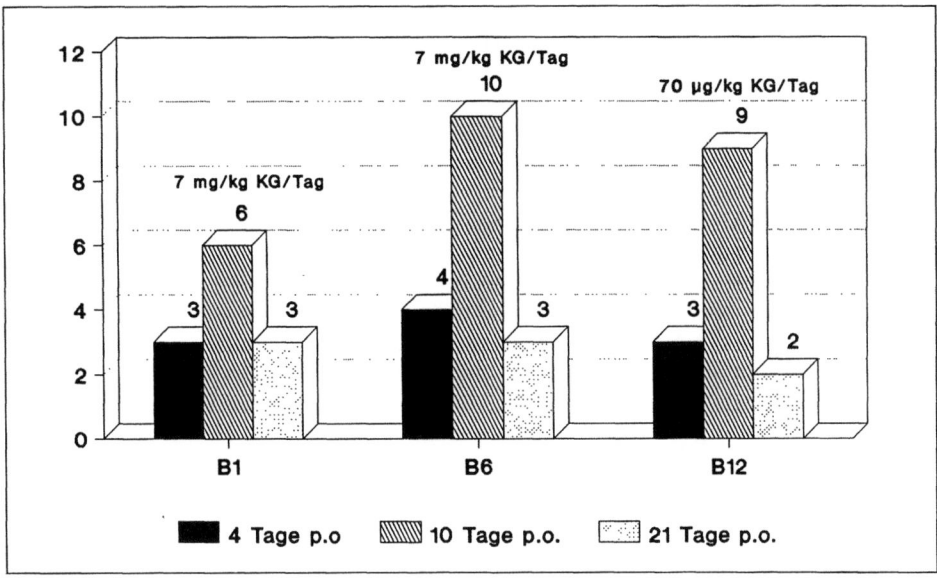

Abb. 10. Anzahl der untersuchten Nerven, Behandlungsdauer und jeweilige tägliche Dosierung der Vitamine B_1, B_6 und B_{12}.

Läsionsstelle gelegenen Nervenabschnitt, wobei eine Kontinuitätsläsion unbedingt vermieden werden muß.

In dieser wie in früheren Untersuchungen wurde bewußt auf das Läsionsmodell der Nervenquetschung verzichtet, da die Standardisierung dieser Schädigungsart einer Reihe von Fehlern unterworfen sein kann.

So ist z. B. ein dickerer, in viele Faszikel aufgeteilter und mit reichlich epineuralem Bindegewebe ausgestatteter Nerv gegen Druckbelastung weitaus widerstandsfähiger als ein Nerv, der sich nur aus einzelnen und großen Faszikeln mit wenig epineuralem Bindegewebe zusammensetzt [3]. Zu niedrige Drücke führen unter Umständen nicht zu einer vollständigen Wallerschen Degeneration, zu hohe Drücke können – auch bei Erhalt des adventitiellen Bindegewebes und scheinbarer Nervenkontinuität – eine komplette Kontinuitätsläsion mit konsekutiver Bindegewebsvermehrung und Neurombildung verursachen. Dies alles hat zur Folge, daß die Wirkungen von Pharmaka auf regenerative Vorgänge bei Nervenquetschungen in peripheren Nerven nicht sicher beurteilbar ist. Die Anwendung von Kälte mit Temperaturen von bis zu $-196\,°C$ mit anschließendem Auftauen führt dagegen immer zu einer vollständigen Wallerschen Degeneration. Die Kälteschäden werden durch lokale Zirkulationsstörungen, Rekristallisierungsvorgänge mit Eiskristallbildungen sowie durch Ödembildungen beim Auftauen verstärkt. Gegenüber Quetschungsversuchen ist mit dieser Methode zwar ein größerer experimenteller Aufwand verbunden, sie hat aber den Vorteil, daß die Versuchsanordnung einerseits standardisierbar ist und andererseits durch die allein auftretende Axonotmesis eine intranervale Neurombildung immer ausgeschlossen werden kann, da die für eine erfolgreiche Regeneration notwendigen „Leitschienen" des endo- und perineuralen Bindegewebes vollständig erhalten bleiben (zusammenfassende Literatur in [2]). Entsprechend der Ausdehnung, Intensität und Dauer des Kältereizes sind die Auswirkungen auf die Morphologie und Funktion der betroffenen Nervenfasern unterschiedlich ausgeprägt. Über endoneurales Ödem und segmentale Demyelinisation bis hin zur Axonotmesis und nachfolgender Wallerscher Degeneration sind alle in-continuitatem-Läsionen experimentell standardisierbar.

Die Axonotmesis peripherer Nervenfasern nach Anwendung von Kältereizen mit den in dieser Studie eingesetzten Temperaturen ist somit die Methode der Wahl, um den Einfluß von Pharmaka auf die Morphologie eines de- und regenerierenden peripheren Nerven beurteilen zu können.

Auch in dieser Arbeit wurde auf morphometrische Analysen von Axondurchmessern und Myelinscheidendicken verzichtet. Sowohl die Auswertung lichtmikroskopischer Befunde, bei denen es nicht immer möglich ist, zwischen regenerierenden markhaltigen Fasern und deren Markscheidendicke und degenerierenden Myelin-Ovoiden zu differenzieren, als auch die Analyse elektronenmikroskopischer Schnitte, die nur schwer in toto zu vermessen sind, sind mit nicht unbeträchtlichen methodologischen Fehlern verbunden. Die an Serienquerschnitten von silberimprägnierten peripheren Nerven erhobenen Befunde geben in Kombination mit entsprechend gefärbten Semidünnschnitten und elektronenmikroskopischen Bildern hinreichend Auskunft über die Zahl regenerierter Axone im distalen Nervenabschnitt und damit über eine mögliche Regenerationsverbesserung. Eine computerisierte Auswertung von Faszikelquerschnitten ergibt unzuverlässige Werte, da bei der Digitalisierung der Faszikelquerschnitte lediglich Grauwerte gemessen werden können und die Morphologie eines De- oder Regenerates nicht berücksichtigt wird. In diesem Fall ist die zeitintensive manuelle Auszählung durch erfahrene Morphologen die einzige Möglichkeit, verläßliche Werte über die Anzahl von De- und Regeneraten in einem peripheren Nerven zu erhalten.

Weiterhin ist zu bedenken, daß die Frage nach Axonzahl oder Axon- und Markscheidendicken aufgrund der anfänglichen Hyperneurotisation und der anschließenden sekundären Involution der Nervenfasern nach Regeneration erst nach längeren Versuchszeiten beantwortet werden kann.

Von erfolgreicher Regeneration eines peripheren Nerven kann erst dann gesprochen werden, wenn das Erfolgsorgan in seiner Funktion völlig oder zumindest teilweise wiederhergestellt ist. Licht- und elektronenmikroskopische Befunde von de- und regenerierenden Nerven erlauben keine Rückschlüsse auf die metabolischen Vorgänge, an denen die B-Vitamine beteiligt sind, sondern sind das morphologische Korrelat der Gesamtheit bereits abgelaufener Stoffwechselvorgänge. Neurophysiologische und morphologische Befunde in Frühstadien der Regeneration nach Nervenschädigung geben allerdings wichtige Hinweise auf einen künftigen Erfolg oder Mißerfolg nach bestimmten Behandlungsformen. Von der morphologischen Seite sind Anzahl und Kaliber der regenerierenden Axone sowie deren Markscheidenausbildung nach Läsion wichtige Begutachtungskriterien und Indikatoren für einen günstigen oder einen weniger Erfolg versprechenden Restitutionsprozeß des peripheren Nerven.

Wie in früheren Untersuchungen wurden auch in dieser Arbeit die eindeutig degenerativen Axonstrukturen sowie die als eindeutig regenerativ befundeten markhaltigen Axone in Querschnitten 10 mm distal des Läsionsbereiches (d. h. 20 mm distal des Markierungsknotens) manuell ausgezählt und vergleichend den Befunden der entsprechenden Kontrollgruppen gegenübergestellt.

Die Befunde zeigen, daß in keiner der Behandlungsgruppen die Zahl der myelinisierten Axonregenerate höher bzw. die Zahl der degenerierenden Nervenfasern niedriger ist als in den entsprechenden Vergleichsgruppen. (Im Chi-Quadrat-Test konnte kein signifikanter Unterschied zwischen den jeweiligen Behandlungs- und Kontrollgruppen nachgewiesen werden.)*

Im Gegensatz zu diesem Ergebnis stehen die Befunde aus früheren Arbeiten [1, 2], in denen gezeigt werden konnte, daß die simultane parenterale Gabe aller drei Vitame – in gleicher Dosierung – zu einem schnelleren Abbau der degenerierenden Nervenfasern im distalen Abschnitt des geschädigten Nerven und zu einer deutlichen Beschleunigung der Regeneration, insbesondere der Remyelinisierung der Axonsprosse führt. (Der Chi-Quadrat-Test zeigte hohe Signifikanz zwischen Kontroll- und Verumgruppe [$p < 0,1\%$]).*

Dies läßt den Schluß zu, daß die Einzelapplikation von Vitamin B_1, B_6 oder B_{12} [1] auf de- und regenerative Prozesse im kältegeschädigten N. saphenus des Kaninchens offensichtlich keine Wirkung hat und nur der kombinierte Einsatz dieser drei Vitamine die de- und regenerativen Vorgänge positiv beeinflussen kann. Erste Versuche mit einer Kombination von Vitamin B_1 und B_6 weisen darauf hin, daß bereits bei Anwendung nur dieser zwei Vitamine eine Beschleunigung der de- und regenerativen Vorgänge zu beobachten ist, jedoch die Qualität der Regenerate bei zusätzlicher Behandlung mit Vitamin B_{12} (wie in der Kombination mit Vitamin B_1, B_6 und B_{12}) besser ausfällt.

Danksagung

* Für die Beratung der statistischen Evaluierung der morphologischen Ergebnisse danken wir Herrn Dipl.-Physiker A. Huber (Fachrichtung Biophysik und physikalische Grundlagen der Medizin der Universität des Saarlandes).

Zusammenfassung

Die Studie nimmt Bezug auf frühere Arbeiten, in denen mit Hilfe licht- und elektronenmikroskopischer Untersuchungen gezeigt werden konnte, daß die parenterale Kombination von B-Vitaminen (B_1, B_6, B_{12}) in den ersten beiden Wochen nach standardisierter Kälteläsion des N. saphenus bei Kaninchen zu einer beschleunigten Regeneration der geschädigten, insbesondere der myelinisierten Axone führt [1, 2].

Die vorliegende Untersuchung beschäftigt sich mit der Frage, ob die Regenerationsverbesserung durch eine Einzelkomponente der Vitaminmischung oder allein durch die Kombination der drei Vitamine verursacht wird.

Nach morphologischem Vergleich von 3 Behandlungsgruppen (Kaninchen), denen nach Kälteläsion eines N. saphenus über einen Zeitraum von 4 bis 21 Tagen jeweils entweder 7 mg/kg KG Thiaminchlorid, 7 mg/kg KG Pyridoxinhydrochlorid oder 70 µg/kg KG Cyanocobalamin parenteral appliziert worden war, mit den entsprechenden nicht behandelten Kontrollgruppen, ergaben sich nach 4, 10 und 21 Tagen keine histologisch relevanten Unterschiede während der Regeneration. Offensichtlich haben die einzeln verabreichten B-Vitamine – im Gegensatz zur Kombinationstherapie – keinen Einfluß auf die Beschleunigung der Myelinisierung markscheidenhaltiger Nervenfasern oder auf die Intensivierung der Phagocytose degenerierender Myelintrümmer.

---

[1] Betabion; Hexobion; Cytobion / Fa. E. Merck, Darmstadt

Literatur

1. Becker KW, Kienecker E-W, Dick P, Bonke D (1990) Enhancement of regeneration of the saphenous nerve after treatment with vitamins B_1, B_6 und B_{12} after cold lesion in the rabbit. Ann NY Acad Sci 585: 477–479
2. Becker KW, Kienecker E-W, Dick P (1990) A contribution to the scientific assessment of degenerative and regenerative processes in peripheral nerve fibers following axonotmesis under the systemic administration of B_1, B_6 and B_{12} – light and electron microscopy findings in the saphenous nerve of the rabbit. Neurochirurgia 33: 113–121
3. Meier C, Piscol K (1982) Histopathologische Veränderungen bei Läsionen peripherer Nerven. In: Mumenthaler M, Schliack H (Hrsg) Läsionen peripherer Nerven, 4. Aufl., Thieme, Stuttgart New York, S 14–25

Für die Verfasser:

K. W. Becker
Universität des Saarlandes
Fachrichtung Anatomie
6650 Homburg

Die Wirkung von B-Vitaminen in experimentellen Modellen peripherer Nervenleiden

Peter W. Reeh

Institut für Physiologie und Biokybernetik der Universität Erlangen-Nürnberg

Einleitung

Die Therapieerfolge bei Polyneuropathien, die auf einen Mangel an verschiedenen B-Vitaminen zurückgehen, haben dazu geführt, daß man auch andere Nervenleiden versucht, mit hohen Vitamin-B-Dosen zu behandeln, zum Beispiel die diabetische Neuropathie oder die Regeneration nach peripherer Nervenverletzung. Obwohl es gut fundierte Belege für eine wesentliche Rolle der B-Vitamine in Nervengewebe gibt, mangelt es doch immer noch an klinischen Nachweisen ihrer therapeutischen Wirksamkeit. Diese sind auch schwer zu führen angesichts der enormen Vielfalt menschlicher Nervenerkrankungen hinsichtlich Ursache, Schweregrad, Verlauf, Behandlungsfolgen und Begleiterkrankungen. Es liegt daher nahe, geeignete tierexperimentelle Modelle einzusetzen.

Der durch Streptozotocin (STZ) hervorgerufene Diabetes der Ratte ist ein etabliertes experimentelles Modell, in dem sich schnell eine subklinische Neuropathie, besser Axonopathie, wie beim menschlichen Typ-I-Diabetes entwickelt [4, 22]. Auf dem Boden der funktionellen Schädigung mit Verlangsamung der Nervenleitungsgeschwindigkeit entwickelt sich erst im Verlauf eines Jahres das pathologisch-anatomisch und durch Ausfallerscheinungen charakterisierte Vollbild der diabetischen Neuropathie [23, 4, 6, 15, 30]. Die Nervenleitungsgeschwindigkeit als Ausdruck der funktionellen Störung läßt sich in diesem Modell, am Rattenschwanz, recht genau und intraindividuell wiederholt messen [15]. Für unsere Vitamin-B-Studie an der STZ-Ratte wurde zusätzlich noch eine Messung der sensorischen Nervenleitung entwickelt, die als empfindlicher für die diabetische Störung gilt [17, 25], und es wurde eine Belastbarkeitsprüfung durch tetanische Stimulation eingeführt [20].

In neuerer Zeit findet die Funktionsstörung markloser Nervenfasern bei der Betrachtung peripherer Nervenleiden zunehmend Beachtung (autonome Neuropathie, „small fibre neuropathy"). Mit klassisch-elektrophysiologischen Mitteln läßt sich die C-Faser Innervation nicht quantitativ erfassen. Die Erkenntnis der Doppelfunktion sensorisch afferenter, aber auch neurosekretorisch aktiver Nervenfasern [27, 28] eröffnet ein neues Feld von Untersuchungsmethoden, die auf die Symptome der „neurogenen Entzündung" gerichtet sind. Hyperämie, Ödem und Überwärmung der Haut nach antidromer Elektrostimulation eines Hautnerven können als Maß der Innervationsdichte von marklosen C-Fasern dienen [7, 12, 18, 32]. Ein Ausfall dieser neurosekretorischen Innervation, also der Fähigkeit zur „neurogenen Entzündung", wie er bei der Ratte durch das Neurotoxin Capsaicin zu erzielen ist, hat trophische Störungen der Haut mit verminderter Durchblutung, verzögertem Haarwachstum, gestörter Infektabwehr und Wundheilung zur Folge [13]. Krankhafte Folgezustände menschlicher Nervenverletzungen (Sudeck-Syndrom, Kausalgie, sympathische Reflexdystrophie) werden hypothetisch als ein gestörtes Gleichgewicht von sympathisch-efferenter und neurosekretorischafferenter Innervation gedeutet [18]. Für den Tierversuch bietet sich als Läsionsmodell die Frostschädigung eines peripheren Hautnerven an, die im Gegensatz zur Nervenquetschung eine sicher vollständige Axonotmesis und im Gegensatz zur Nervendurchtrennung zumindest theoretisch eine „restitutio ad integrum" gewährleisten sollte [1].

Unsere Untersuchungen zur neurogenen Entzündung [21] standen unter der Arbeitshypothese, daß eine Behandlung der Versuchstiere mit B-Vitaminen die Regeneration der antidromen Plasmaextravasation und Vasodilatation (Ödem und Hyperämie) beschleunigen und verbessern würde. In der Studie zur diabetischen Neuropathie [20] wurde eine präventive Wirkung, Abschwächung der neurophysiologischen Symptomatik, erwartet. Beide Erwartungen erfüllten sich teilweise.

Vitaminbehandlung

In beiden Untersuchungsreihen kamen männliche Albinoratten aus Inzuchtstämmen zum Einsatz, die anfangs 80 Tage alt waren. Die hochdosiert mit B-Vitaminen behandelten Tiere erhielten täglich 50 μl Neurobion® (2,5 mg Thiamin-HCl, 2,5 mg Pyridoxin-HCl, 25 μg Cyanocobalamin) subkutan in die Schwanzwurzel injiziert; Kontrolltiere erhielten die gleiche Menge des Lösungsmittels gespritzt.

Neuropathiestudie

Methodik

Die Studie zur diabetischen Neuropathie umfaßte drei Versuchstiergruppen:

a) Unbehandelte Tiere zur Kontrolle von Effekten des mit 80 Lebenstagen noch nicht abgeschlossenen Wachstums, z.B. der bis zum 160. Lebenstag zu erwartenden Beschleunigung der Nervenleitungsgeschwindigkeit [5]
b) Diabetische Tiere mit täglicher Vitamin-B-Injektion
c) Diabetische Tiere mit täglicher Injektion des Lösungsmittels.

Nach einer neurophysiologischen Eingangsuntersuchung (siehe unten) wurde die Diabeteserkrankung induziert durch eine intraperitoneale Injektion von 70 mg/kg STZ (in Zitratpuffer) nach drei Tagen Fastens. Nur Tiere, die eine ständige Glukosurie und einen permanent erhöhten Wasserkonsum aufwiesen, wurden zur Abschlußuntersuchung nach 70 Tagen zugelassen. Um ketoazedotische Krisen zu vermeiden, wurde allen diabetischen Tieren täglich 0,5 I. U. Protamin-Zink-Insulin subkutan verabreicht.

Die elektrophysiologischen Ableitungen vom Rattenschwanz wurden unter Ketaminanästhesie vorgenommen. Als Reizelektroden wurden zwei blanke Stahlnadeln perkutan in der Nähe des rechten ventralen Schwanznerven plaziert, und zwar 10 mm (S_1) und 70 mm (S_2) distal der Haargrenze. Ein galvanisch isoliertes Reizgerät lieferte Impulse mit einer Rate von 4/s (> 20 V, 10 s). Als Reizanode diente eine Plattenelektrode unter dem Rücken des Versuchstiers. Eine monopolare, teflonisolierte EMG-Elektrode war 40 mm distal von S_2 perkutan plaziert, und die Lage ihrer Spitze nächstmöglich zum Nerven wurde unter Ableitbedingungen optimiert. Die Referenzelektrode war auf der anderen Schwanzseite subkutan angebracht. Der Rattenschwanz mit allen Elektroden und Zuleitungen wurde bis zur Basis in ein thermostatisiertes Paraffinbad bei 37 °C getaucht. Die abgeleiteten Signale von Nerv und Muskeln wurden konventionell verstärkt und gefiltert, über einen AD-Wandler in einen modifizierten APPLE IIa-Computer eingelesen und auf Diskette gespeichert zur späteren off-line Auswertung. In jedem Experiment wurden folgende Ableitungen vorgenommen:

1. Summenaktionspotential der segmentalen Schwanzmuskeln (mSAP), ausgelöst durch supramaximale Reize über S_1 und über S_2.
2. Summenaktionspotential der sensorischen Gruppe I-Fasern des ventralen Schwanznerven (nSAP), ausgelöst über S_1 durch Reize, die gerade unterhalb der Schwellenreizstärke für das mSAP lagen.
3. nSAP in einminütigen Intervallen vom Beginn einer tetanischen Stimulation (90 Hz, 5 min) bis sechs min nach ihrem Ende.

Jedes Summenaktionspotential wurde aus 16 artefaktfreien Einzelantworten gemittelt. Bestimmt wurden schließlich die maximale motorische und die maximale sensorische Nervenleitungsgeschwindigkeit aus der Latenzdifferenz (S_1-S_2) bzw. direkt aus der S_1-Latenz.

Ergebnisse

Bei den gesunden, unbehandelten Kontrolltieren (n = 11) zeigte die wiederholte Messung der maximalen Nervenleitungsgeschwindigkeiten im Abstand von 70 Tagen den erwarteten Anstieg um 16 bzw. 15% sowohl bei den motorischen als auch bei den sensorischen (Abb. 1) Nervenfasern. Bei den unbehandelten diabetischen Ratten (n = 10) nahmen hingegen beide Leitungsgeschwindigkeiten im gleichen Zeitraum um fast 20% signifikant ab. Bei den B-Vitamin-behandelten, diabetischen Tieren fiel diese Abnahme im Mittel geringer aus (15 bzw. 14%, n = 10), der Unterschied erreichte jedoch kein Signifikanzniveau (ANOVA). Während tetanischer Elektrostimulation (über S_1) sanken die sensorischen Leitungsgeschwindigkeiten (und die Amplituden der nSAP) zunächst schnell und dann langsamer ab, um sich binnen 3-4 min nach Beendigung wieder zu erholen (Abb. 2). Diese Wirkung tetanischer Belastung war bei den unbehandelten diabetischen Versuchstieren hochsignifikant stärker ausgeprägt als bei den Vitamin-B-behandelten diabetischen und bei den Kontrolltieren. Tatsächlich ließen sich die beiden letzten Populationen in dieser Hinsicht statistisch nicht signifikant voneinander unterscheiden. In der Erholungsphase der Leitgeschwindigkeit nach tetanischer Stimulation unterschieden sich alle drei Versuchstierpopulationen nicht wesentlich.

Diskussion

Die hochdosierte Zufuhr eines kombinierten Vitamin-B_1-B_6-B_{12}-Präparates beeinflußte die Grunderkrankung der STZ-diabetischen Versuchstiere nicht. Wasserverbrauch, Körpergewicht und Glukosurie entwickelten sich genauso pathologisch wie bei den unbehandelten diabetischen Tieren. Auch die Verlangsamung der Nervenleitungsgeschwindigkeit, ein typisches Symptom der diabetischen und anderer Neuropathien wurde durch die Vitaminbehandlung nicht signifikant verringert. Allerdings korreliert dieser Parameter kaum mit dem klinischen Bild und findet sich sogar bei neurologisch asymptomatischen Diabetikern [29]. Die Negativsymptomatik bei diabetischer Neuropathie (Lähmungen, sensorische Ausfälle) hängt vielmehr mit Ausfällen der Erregungsleitung zusammen, wie sie sich untersuchungstechnisch durch kurze Reizimpulsabstände oder hochfrequente Reizimpulssalven provozieren lassen. Dem Ausfall geht unter solchen

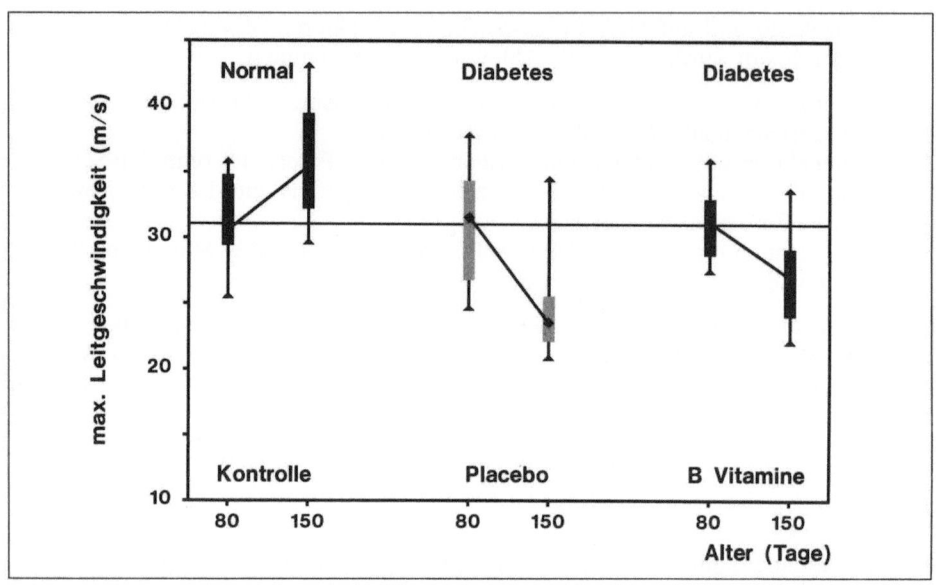

Abb. 1. Maximale antidrome Leitungsgeschwindigkeit der sensorischen Fasern im ventralen Schwanznerven der Ratte. Box-Plot-Darstellung der Entwicklung über 70 Lebenstage bei gesunden und bei diabetischen (STZ) Versuchstieren, die täglich entweder hochdosiert B-Vitamine (B_1, B_6, B_{12}) oder deren Lösungsmittel (Placebo) gespritzt erhielten. Der Mittelwert vor Induktion des Diabetes ist als abszissenparallele Linie hervorgehoben; der Behandlungseffekt war nicht signifikant.

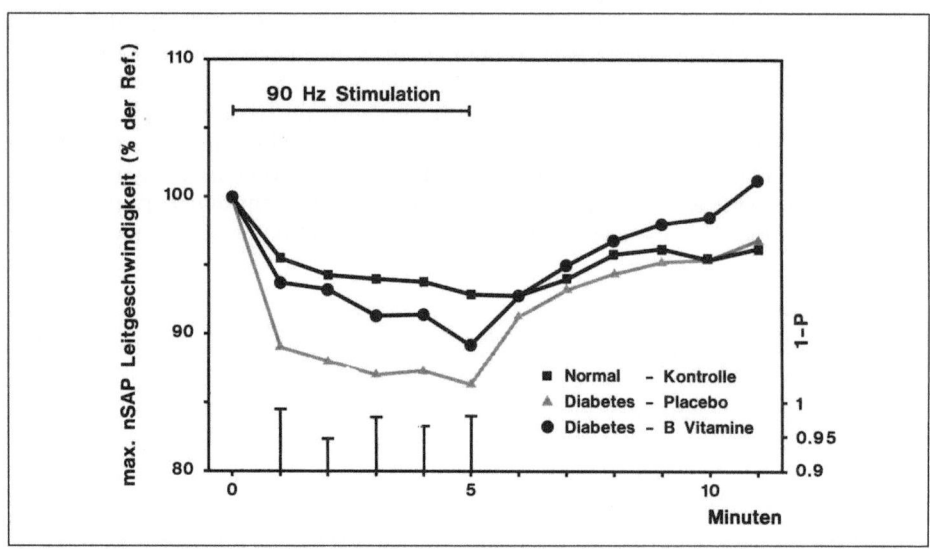

Abb. 2. Maximale antidrome (sensorische) Leitungsgeschwindigkeit in Prozent des Ausgangswertes während und nach tetanischer Elektrostimulation des Schwanznerven. Die Mittelwerte der Vitamin-B_1, B_6, B_{12}-behandelten diabetischen Versuchstiere waren nicht signifikant verschieden von denen der gesunden Kontrolltiere; die Meßwerte der mit Lösungsmittel behandelten Tiere lagen zu jedem Zeitpunkt der tetanischen Belastung signifikant tiefer ($p < 0{,}05$ bzw. $0{,}01$; siehe vertikale Balken auf der Abszisse).

Bedingungen eine akute Verlangsamung der Leitungsgeschwindigkeiten voraus [29]. Dieses Phänomen war schon beim gesunden Nerven im Rattenschwanz zu beobachten, obwohl die gewählte Stimulationsfrequenz (90 Hz) durchaus im Arbeitsbereich der gereizten Gruppe-I-Fasern lag; umso deutlicher trat es bei den unbehandelten diabetischen Versuchstieren auf. Eine Erklärung hierfür läßt sich aus „voltage clamp"-Untersuchungen an diabetischen Nervenfasern ableiten. Sie ließen auf eine erhöhte intraaxonale Natriumkonzentration schließen, die einen erhöhten Inaktivierungsgrad der „schnellen" Natriumkanäle schon in Ruhe bedingt und eine starke Verringerung der Natriumleitfähigkeit während des Aktionspotentials nach sich zieht [2, 3, 4]. Soweit dies nicht den Ausfall der Erregungsleitung bewirkt, verlangsamt es sie infolge der Abflachung des Aktionspotentials. Tetanische Stimulation muß die intraaxonale Natriumkonzentration weiter steigen lassen und damit die diabetische Grundstörung verstärken.

Die Streptozotoxin-Behandlung zerstört die Beta-Zellen des Pankreas und führt daher zu einem Insulinmangeldiabetes, ähnlich dem menschlichen Typ-I-Diabetes [22]. Dieser Mangel, der durch die Minimalsubstitution (siehe oben) nicht kompensiert wurde, behindert zwar nicht die insulinunabhängige Glukoseaufnahme der Nervenfaser, wohl aber den im Nerven dominanten Energiestoffwechsel der Glycolyse (Glucokinasereaktion), was einen ATP-Mangel zur Folge hat [16]. Darunter leidet die Leistung der Kalium-Natrium-Pumpe (ATPase), des größten Teilverbrauchers an Stoffwechselenergie, und die intraaxonale Na^+Konzentration steigt an. Diese Ionenpumpe wird auch hormonell gesteuert, unter anderem vom Insulin, dessen Mangel (zumindest in Hepatomzellen) eine weitere Kapazitätseinbuße bewirkt [8].

Die Dauerbehandlung der diabetischen Versuchstiere mit hohen Dosen des Vitamin-B-Komplexes erhöhte offenbar die tetanische Belastbarkeit der sensorischen Leitungsgeschwindigkeit und normalisierte damit den Leitgeschwindigkeitsverlust. Ein Erklärungsversuch muß vorerst spekulativ bleiben. Am ehesten könnte er beim Vitamin B_1, dem Thiamin, ansetzen, welches als Thiaminpyrophosphat eine wichtige Rolle im Citratzyklus spielt. Dieser Stoffwechselweg wird bei gebremster Glycolyse und bei einem Überangebot an Metaboliten des Fettsäureabbaus (beides infolge Insulinmangels) zu einer entscheidenden ATP-Quelle. Möglicherweise reicht unter solchen Umständen eine normale Versorgung mit Vitamin B_1 nicht mehr aus oder ein genereller B-Vitaminmangel, wie er bei 51 % der menschlichen Diabetiker bestehen soll [11], wird kritisch. Eine Steigerung der intraaxonalen ATP-Produktion und sekundär der Natrium-Pumpenleistung würde jedenfalls den therapeutischen Effekt im frühen Stadium der diabetischen Axonopathie in erster Näherung erklären. Den anderen Konstituenten des Vitamin-B-Komplexes, Pyridoxin und Cyanocobalamin, würde man eher eine präventive Rolle in den degenerativen Stadien der Neuropathie bzw. in regenerativen Prozessen zudenken, wenn es darum geht, den Verlust der Markscheiden und insbesondere die paranodale Demyelinisation aufzuhalten [20].

Studie zur Regeneration der „Neurogenen Entzündung"

Methodik

Die Regeneration der antidromen Vasodilatation und Plasmaextravasation wurde an insgesamt 72 Ratten untersucht, die in vier Gruppen für Regenerationszeiträume von 30, 40, 50 und 70 Tagen unterteilt waren. Diese Gruppen wurden weiter unterteilt in je sechs Versuchstiere, die täglich entweder Lösungsmittel (0,9 % Kochsalzlösung), Vitamin-B-Komplex (Neurobion®, Vit. B_1-B_6-B_{12} in 10-10-0,1 mg/kg Körpergewicht des

1:2 verdünnten Handelspräparates) oder Vitamin B_6 (Pyridoxin, 10 mg/kg) subkutan gespritzt erhielten. Die experimentelle Nervenläsion zur Auslösung der Regeneration wurde an einem rein sensiblen Nerven, dem Nervus saphenus, in Ketaminnarkose (Ketanest®, 120 mg/kg i. p.) vorgenommen. Zu diesem Zweck wurde der Nerv durch einen kleinen Hautschnitt unterhalb der Leistenbeuge freigelegt, an definierter Stelle auf einem mit flüssiger Luft tiefgekühlten Aluminiumgriffel plaziert und erst nach vollständigem Auftauen zurück in seine Bindegewebsloge gelegt. Die Wunde wurde desinfiziert und mit resorbierbarem Nahtmaterial in Schichten verschlossen.

Nach Ablauf des vorgesehenen Regenerationszeitraumes wurden die Tiere in Barbituratnarkose (Thiopental, 80 mg/kg i. p.) bei thermostatisierter Körpertemperatur (37 ± 0,3 °C) den abschließenden Untersuchungen unterzogen und anschließend euthanasiert. Beide Saphenusnerven wurden von der Leistenbeuge aus freigelegt und aus der umgebenden Haut Becken geformt, die mit warmem Paraffinöl gefüllt wurden. Darin wurde der distale Nervenstumpf, im Fall des regenerierenden Nerven proximal der markierten Läsionsstelle, auf bipolare Reizelektroden gelegt und zur Auslösung antidromer Effekte mit verschiedenen Impulszahlen elektrisch stimuliert (25 V, 1/s, 1 ms). Dem Reizprotokoll lag die Kenntnis einer guten Reproduzierbarkeit, geringen Erschöpflichkeit der antidromen Vasodilatation und einer annähernd linearen „Dosis-Wirkungsbeziehung" zwischen der Anzahl elektrischer Reizimpulse und dem Ausmaß der Durchblutungssteigerung zugrunde [32].

Die Wirkungen antidromer Stimulation sensibler Nervenfasern wurden mit fünf verschiedenen, voneinander unabhängigen Methoden registriert und quantifiziert:

a) Computergestützte Infrarot-Thermographie (AGEMA-GESOTEC): Die Thermokamera war auf das distale Drittel des Unterschenkels fokusiert (20 mm Brennweite ohne Wechselobjektiv) und ergab eine formatfüllende Makroabbildung (13 × 13 mm) dieser vollständig vom Nervus saphenus innervierten Hautregion. Vor und nach Elektrostimulation (64 Pulse) wurden in schneller Folge Thermobilder registriert und offline wurden Mitteltemperaturen pro Bild errechnet und über die Zeit darge-

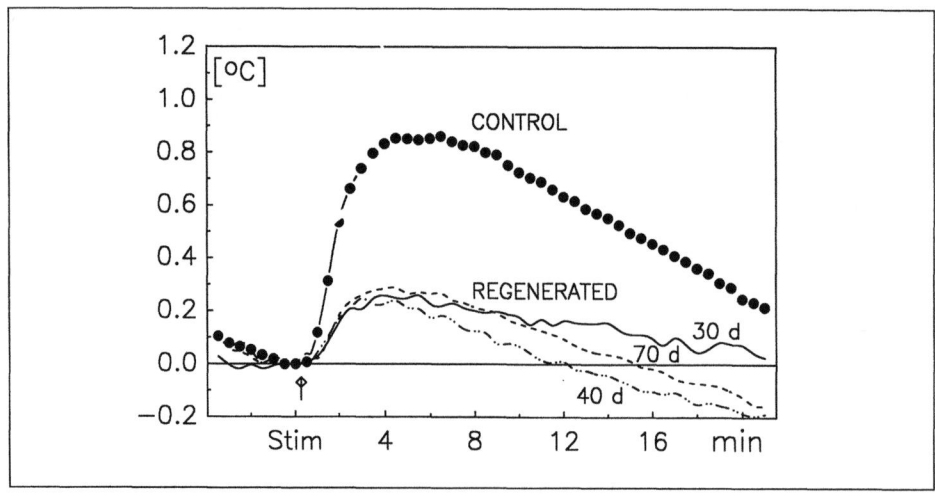

Abb. 3. Infrarotthermographie der distalen Schienbeinregion 30, 40 und 70 Tage nach Kälteläsion des Nervus saphenus. Gemittelte mittlere Hauttemperaturen von je 18 bzw. 72 („control") Versuchstieren – zeitliche Änderung nach antidromer Elektrostimulation des regenerierenden bzw. unverletzten Nerven mit Stromstärken supramaximal für C-Fasern.

stellt (Abb. 3). Zur statistischen Auswertung kamen maximale Temperaturänderungen und die Flächen unter den Temperaturverlaufskurven.

b) Thermometrie: Am oberen Sprunggelenk war während der ganzen Versuchsdauer ein Miniatur-Thermoelement (Eisen-Konstantan) angebracht, mit dessen Hilfe gleichbleibende Hauttemperaturen sichergestellt und vorübergehende Erwärmungen nach antidromer Elektrostimulation registriert wurden.

c) LASER-Doppler-Hautdurchblutungsmessung (PERIFLUX): Die Stahlsonde des Meßgerätes war etwa 8 mm über dem Pfotenrücken so angebracht, daß der rote (HeNe) Lichtkegel von der medialen Fußkante bis zur Pfotenmitte reichte, also nur vom Nervus saphenus innervierte Haut beleuchtete. Der Sondenabstand wurde bei jeder Messung standardisiert und zwar mit Hilfe eines Spannungssignals vom Meßgerät, das der Intensität des rückgestreuten Laserlichtes entspricht (TBL = 2 V). Das Ausgangssignal des Periflux-Meßgerätes, das in linearer wenngleich nicht kalibrierbarer Beziehung zur Durchblutungsgröße steht, wurde AD-gewandelt (DATALOG, 1/s) und von einem Laborcomputer (PC 386) registriert und gespeichert. Laser-Doppler-Messungen wurden bei Elektrostimulationen mit 2, 4, 8, 16 und 32 Pulsen vorgenommen. Zwischen den Impulsserien wurde die völlige Rückkehr der Durchblutung zum Ausgangswert abgewartet und weitere 5 Minuten Abstand eingehalten. Zur statistischen Auswertung kamen die off-line ermittelten Werte der maximalen Durchblutungsänderung und der Flächen unter den Zeitverlaufskurven (neben einer Anzahl anderer, aber gleichsinniger Parameter).

d) Planimetrie der Plasmaextravasation: Nach Narkoseeinleitung waren zunächst die Trachea und die rechte Vena jugularis der Versuchstiere kanüliert worden. Über den Jugulariskatheter wurde gegen Ende der Versuchsserie langsam eine 2%-ige Evans-Blue-Lösung (50 mg/kg Körpergewicht) verabreicht. Zwei min später wurde dann der linke, regenerierende Nervus saphenus mit 180 Pulsen entsprechend drei min lang elektrisch stimuliert. Der rechte Nervus saphenus (Kontrollseite) wurde nicht stimuliert. Zehn min nach Ende der Stimulation wurde dann mit Hilfe eines Zeichentubus des Operationsmikroskopes eine 12-fach vergrößerte, maßstabgetreue Zeichnung der linken Pfotenrückseite angefertigt, in die die durch Plasmaextravasation blau gefärbten Flächen eingezeichnet wurden. Dabei wurden die allerdings geringen Farbstärkeunterschiede zwischen einzelnen Flächenanteilen ignoriert. Diese Zeichnungen wurden später auf einem Reproduktionstisch montiert, von einer CCD-Videokamera aufgenommen, digitalisiert (Video-Link, GESOTEC), in einen Rechner eingelesen und dort mit einem Bildverarbeitungsprogramm (Viper, GESOTEC) ausgewertet. Dabei wurden die Pfotenumrisse nach einem standardisierten Verfahren normiert und nach proximal abgegrenzt. Schließlich wurden mit Hilfe des Rechnerprogramms die blaugefärbten Flächen ermittelt und in bezug zur Fläche der vom Nervus saphenus innervierten Haut gesetzt. Diese relativen Flächenanteile gelangten zur statistischen Auswertung.

e) Photometrie der Plasmaextravasation: Nach Beendigung der Zeichenarbeit wurde das Versuchstier durch eine Überdosis des Narkotikums getötet; dabei waren beide Hinterpfoten hochgelagert, so daß sie nach Eintritt des Todes weitgehend blutleer waren. Die Haut der Saphenus-Innervationsgebiete beider Seiten wurde sodann subkutan abpräpariert, von anhängendem Bindegewebe, Nerven und Blutgefäßen befreit und nach einem standardisierten Verfahren normiert zugeschnitten. Die Hautstücke wurden gewogen und anschließend in je 5 ml Formamid für eine Woche bei Raumtemperatur inkubiert und eluiert. Die Evans-Blue-Konzentration der Eluate wurde photometrisch bestimmt; zur statistischen Auswertung gelangten Evans-Blue-Mengen pro Gramm Feuchtgewicht der Haut.

Alle Auswertungen wurden mit Rechnerhilfe (PC 386) durchgeführt; dabei kamen die Programmpakete SIGMAPLOT und CSS zur Anwendung. Für die analytische Statistik wurde die Varianzanalyse (ANOVA) eingesetzt und zwar mit den Faktoren Zahl der Elektrostimulationspulse, Regenerationsdauer, Medikation. In der deskriptiven Statistik werden Gruppenmittelwerte und deren Standardfehler abgebildet (Abb. 3–7). Wenn sich ein Faktor als signifikant wirksam erwies, wurde dieser Befund durch den Folgetest nach Scheffé abgesichert.

Ergebnisse

Die Thermographie zeigte weitgehend gleiche Ausgangstemperaturen der Haut in allen Versuchstiergruppen und im Vergleich der lädierten linken und der gesunden rechten Pfote. Die antidrome Stimulation auf der Kontrollseite rief deutliche Hauterwärmungen hervor (Abb. 3), die gegenüber der Durchblutungssteigerung (Abb. 4) verzögert an-

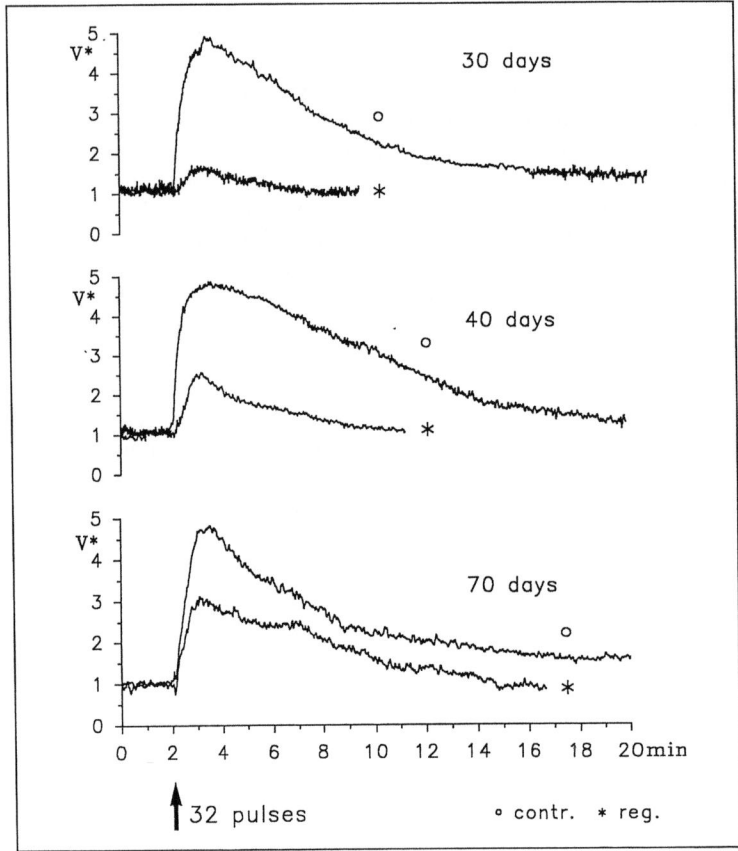

Abb. 4. Laser-Doppler-Messungen der kapillären Hautdurchblutung auf der medialen Pfotenrückseite – repräsentative Einzelbeispiele. Relative zeitliche Änderung hervorgerufen durch 32 Elektrostimulationspulse auf den regenerierenden bzw. unverletzten („contr.") Nervus saphenus, 30, 40 und 70 Tage nach Kälteläsion. Die Ordinate (V*) gibt die Ausgangsspannung an dem nicht kalibrierbaren Meßgerät wieder, die in linearer Beziehung zur Durchblutungsgröße steht; 0 bedeutet Durchblutungsstillstand.

klangen und im Gegensatz zu dieser linear abfielen. Auf der regenerierenden Seite wurden im Mittel 42,1 ± 4,3% der Kontrollamplitude erreicht und dieses Ergebnis war unabhängig von der Dauer der Regeneration (siehe Abb. 3) und von der Medikation. Dabei ist zu bedenken, daß das thermographierte Hautareal etwa auf halbem Wege zwischen der Läsionsstelle und der Stelle auf dem Pfotenrücken lag, wo die Durchblutungsantworten mit der LASER-Doppler-Methode gemessen wurden. Wegen des kürzeren Weges konnte die Regeneration der Hautnervenendigungen im Unterschenkelbereich bereits nach 30 Tagen komplett abgeschlossen sein und auch nach 70 Tagen keine besseren Ergebnisse liefern. Festzuhalten bleibt dann allerdings ein beträchtliches Defizit im Endergebnis der Regeneration. Die thermometrischen Messungen, vorgenommen an der Grenze zwischen Unterschenkel und Pfote, ergaben im wesentlichen die gleichen Ergebnisse, auch hinsichtlich Regenerationsdauer und Medikationsbedingungen (ohne Abb.).

In den LASER-Doppler-Durchblutungsmessungen bestätigte sich eine lineare „Dosis-Wirkungs-Beziehung" der antidromen Vasodilatation für die Reizimpulszahlen 4, 8 und 16, die signifikant verschieden große Antworten auf der Kontrollseite und nach längerer Regeneration auch auf der linken Seite hervorriefen. Die Durchblutungsantworten auf nur 2 Reizimpulse standen deutlich unter dem Einfluß des Grundrauschens der Messung, während andererseits beim Sprung von 16 auf 32 Reizimpulse die maximale Durchblutungszunahme nicht signifikant weiter anstieg, sondern nur noch die Fläche unter der Kurve als Ausdruck einer weiter wachsenden Dauer der Reaktion zunahm. Die Ruhedurchblutung war auf beiden Seiten und in allen Versuchstiergruppen etwa gleich. Die Regenerationsdauer hatte einen sehr deutlichen Einfluß auf alle Parameter der antidromen Vasodilatation (Abb. 4, 5 und 6). Während 30 Tage nach Läsion nur die höchste Pulszahl gerade erkennbare Durchblutungssteigerungen hervorrief (Abb. 4), lieferten nach 70 Tagen Regeneration schon 4 Reizimpulse in fast allen Fällen deutliche Antworten (Abb. 6). Dennoch blieb auch nach 70 Tagen Regeneration ein beträchtliches Defizit; nur etwa 48% der Kontrollamplituden wurden im Mittel erreicht (Abb. 5). Die „Dosis-Wirkungs-Kurve" blieb gegenüber den Kontrollwerten nach rechts verschoben, so daß etwa viermal soviele Pulse wie auf der Kontrollseite benötigt wurden, um die gleiche Antwortgröße zu erzielen (Abb. 6). Aus dem Zeitgang der Regeneration (Abb. 5) gewinnt man den Eindruck einer gewissen Sättigung, die sich schon nach 50 Regenerationstagen abzuzeichnen beginnt und wahrscheinlich nach 80–90 Tagen endgültig erreicht ist. Die verschiedenen Medikationsbedingungen hatten keinen Einfluß auf die Parameter der antidromen Vasodilatation; weder auf der Kontroll- noch auf der regenerierenden Seite gab es irgendeine signifikante Wirkung einer der Medikationen (Abb. 6).

Untersuchungen zur Plasmaextravasation von Evans-Blue können davon ausgehen, daß sich der intravenös gegebene Farbstoff vollständig an Plasmaeiweiße bindet und daher das Gefäßbett nur verlassen kann, wenn sich nach Verletzungen oder im Rahmen einer Entzündung, auch „neurogener" Natur, die Gefäßdurchlässigkeit durch endotheliale Mechanismen pathologisch erhöht. Unsere Untersuchungen hierzu standen jeweils ganz am Ende einer ausgedehnten Versuchsserie mit zahlreichen antidromen Stimulationen und Manipulationen, so daß mit einer gewissen Erschöpfung des Systems zu rechnen war. Außerdem mußte mit einer nicht mehr ganz basalen Gefäßdurchlässigkeit gerechnet werden, so daß es nötig erschien, auf die sonst übliche Kontrollstimulation der gesunden rechten Pfote zu verzichten und deren Haut als Kontrolle für die basale Extravasation von Evans-Blue zu benutzen. Tatsächlich lagen die basalen Evans-Blue-Werte mit im Mittel 27 μg/g Feuchtgewicht der Haut sehr hoch und stiegen durch die immerhin massive antidrome Elektrostimulation (180 Pulse, 3 min) nur um etwa 10%

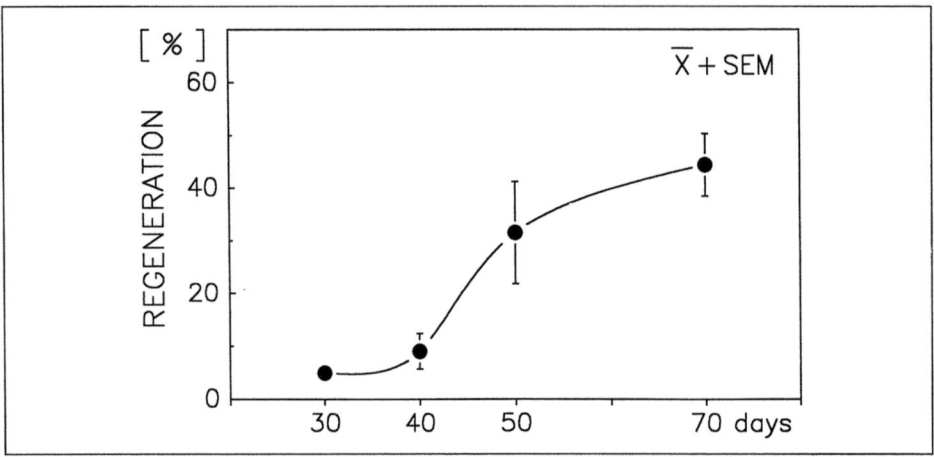

Abb. 5. Regeneration der antidromen Vasodilatation in Prozent des Kontrollwertes von der unverletzten rechten Pfote – Laser-Doppler-Flußmessungen. Dargestellt sind die Mittelwerte von je 18 Versuchstieren; gemessen wurden die Flächen unter den Kurven der Durchblutungsantworten auf Elektrostimulation mit 32 Pulsen vom Beginn der Reaktion bis zur Rückkehr der Durchblutungsgröße auf 33% des Maximums. Die Verbindungslinien zwischen den Meßpunkten resultieren aus einer „spline"-Approximation.

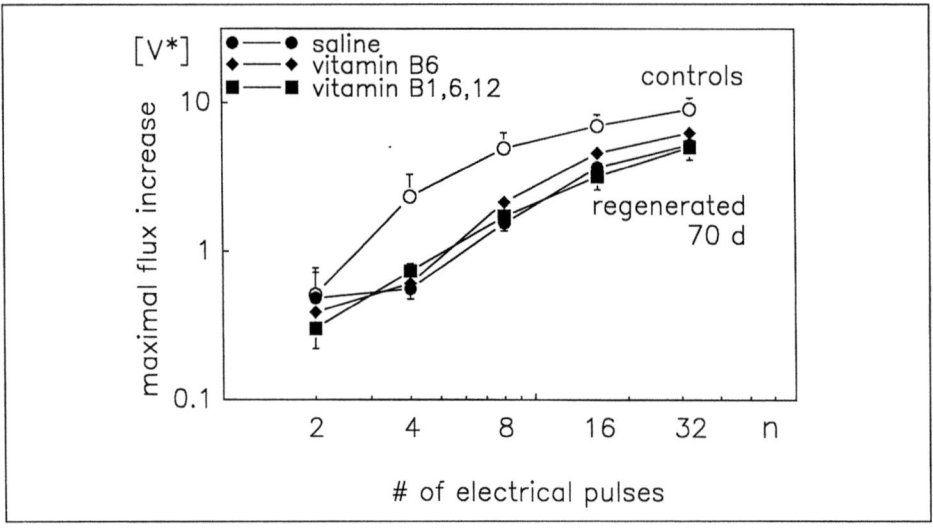

Abb. 6. „Dosis-Wirkungskurven" der antidromen Elektrostimulation / Vasodilatation auf der unverletzten Kontrollseite (n = 18) und nach 70 Tagen Regeneration des Nervus saphenus nach Kälteläsion (n = 3 × 6). Doppellogarithmisch dargestellt sind Mittelwerte (± SEM) der maximalen Durchblutungssteigerungen, die durch verschiedene Zahlen von Elektrostimulationspulsen zu erzielen waren. Man beachte, daß die Meßwerte auf der regenerierenden Seite durchwegs um mehr als 50% unter den Kontrollwerten liegen (logarithmische Skala). Minimale Unterschiede zwischen den Medikationsgruppen waren nicht signifikant.

bei den mit Kochsalz- und den mit Vitamin-B_6-Lösung behandelten Versuchstieren nach 70 Tagen Regeneration. Auch die nach Elektrostimulation blau gefärbten Hautflächen fielen sehr klein aus; bei den mit Kochsalz- oder Vitamin-B_6-Lösung behandelten Tieren wurden kaum 4% bzw. 4,5% der Saphenusfläche nach 70 Regenerationstagen erreicht. Bei gesunden Tieren färbt sich nach antidromer Elektrostimulation das gesamte Innervationsgebiet des nervus saphenus mehr oder weniger kräftig blau an. Immerhin war ein deutlicher Einfluß der Regenerationsdauer zu erkennen; zwischen 30 und 70 bzw. 40 und 70 Tagen bestand ein signifikanter Unterschied hinsichtlich der gefärbten Flächenanteile. Die Regenerationsdauer bewirkte auch Unterschiede in der proximodistalen Verteilung der blaugefärbten Areale; nach 30 Tagen Regeneration fanden sich diese vornehmlich im proximalen und nur vereinzelt im mittleren Drittel des Saphenusinnervationsgebietes, nach 70 Tagen waren die Flächen nach wie vor fleckförmig, nun aber diffus über das ganze Areal verteilt.

Die Plasmaextravasation war der Parameter dieser Regenerationsstudie, der eine deutliche und signifikante Wirkung der Behandlung mit dem Vitamin-B-Kombinationspräparat erkennen ließ. In der am längsten regenerierenden und behandelten Versuchstiergruppe (70 Tage) war die blaugefärbte Fläche nach antidromer Elektrostimulation fast doppelt so groß wie in der mit Kochsalzlösung behandelten Population (Abb. 7 rechts). Eine Tendenz in diese Richtung ist auch in den photometrischen Daten (Abb. 7 links) zum Evans-Blue-Gehalt der Haut und in den Flächendaten der 50 Tage regenerierenden Versuchstiergruppe zu erkennen, bleibt aber unter der Signifikanzgrenze ($p > 0,05$). Die mit Vitamin B_6 behandelten Versuchstiere ließen sich zu keinem Regenerationszeitpunkt signifikant von den Kontrolltieren unterscheiden.

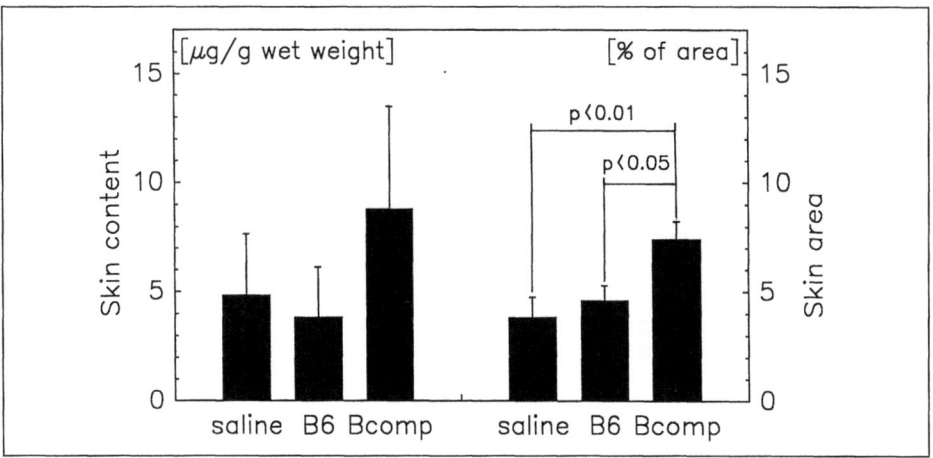

Abb. 7. Antidrome Plasmaextravasation von Evans-Blue 70 Tage nach Kälteläsion des Nervus saphenus. Dargestellt sind Mittelwerte (± SEM) des Evans-Blue-Gehaltes (links) und der blaugefärbten Flächenanteile des Innervationsgebietes (rechts) unter verschiedenen Medikationsbedingungen. Tiere, die mit Vitamin B_1, B_6, B_{12} behandelt worden waren, zeigten im Mittel einen höheren Evans-Blue-Gehalt der Haut nach antidromer Elektrostimulation und signifikant größere reinnervierte Hautflächen.

Diskussion

Mehrere, voneinander größtenteils unabhängige Untersuchungsverfahren der vorliegenden Regenerationsstudie ergaben übereinstimmend eine recht mangelhafte Wiederherstellung von regulatorischen Leistungen der Haut, die als „neurogene Entzündung" beschrieben werden, obwohl ideale Regenerationsbedingungen für den geschädigten Hautnerven vorlagen. Wenngleich nur 70 Tage für die Regeneration zugestanden wurden, besteht doch wenig Grund zur Hoffnung auf einen späteren funktionellen Zugewinn. Proximale Hautareale, die dem Ort der Nervenschädigung nahelagen, ließen schon nach 30 Tagen einen Stillstand der funktionellen Wiederherstellung erkennen, und die Kurven der Regenerationszeitgänge distalerer Hautpartien deuten auf eine Sättigung hin, die bald nach 70 Regenerationstagen erreicht sein müßte. Die Befunde stehen in vollem Einklang mit morphometrischen Untersuchungen am selben Hautnerven der Ratte, die nach 180 Tagen eine Regeneration der marklosen C-Fasern zu etwa 53% ergaben während sich die Anzahl der markhaltigen Nervenfasern vollständig wiederhergestellt hatte [5]. Die Läsion bestand hierbei in einer glatten Durchtrennung des Nerven ohne Nervennaht. Im selben Labor wurde auch die Regeneration der antidromen Plasmaextravasation im Innervationsareal des Nervus saphenus der Ratte untersucht und ein offenbar bleibendes Defizit von etwa 50% nach 130 Tagen Regeneration konstatiert [12]. Dies entspricht zahlenmäßig etwa unseren Befunden mit der antidromen Vasodilatation; die Plasmaextravasation fiel in unseren Versuchen aus methodischen Gründen (siehe oben) noch geringer aus. Die defizitäre Regeneration markloser Nervenfasern und ihre neurosekretorischen Leistungen steht nicht im Widerspruch zu sinnesphysiologischen Untersuchungen an reinnervierter Haut. Dabei wurde schon nach 50 Tagen Regeneration gequetschter Hautnerven ein normales Innervationsmuster in Einzelfaseruntersuchungen gefunden [6, 24]. Die hochdifferenzierten Hautrezeptortypen mit A-beta-, A-delta-, und C-Fasern waren alle mit ihren charakteristischen sensiblen Eigenschaften und in den für das jeweilige Hautareal typischen Zahlenverhältnissen vertreten. Solche Einzelfaserstudien können jedoch keine quantitative Aussage über die Innervationsdichte machen; ein über alle Rezeptortypen markloser Nervenfasern gleich verteiltes Defizit würde nicht auffallen.

Über die Konsequenzen defizitärer C-Faserregeneration kann derzeit nur spekuliert werden (siehe Einleitung). Die reinnervierten Hautareale der Versuchstiere unserer Studie waren unauffällig, ihre Ruhedurchblutung und Oberflächentemperatur waren nicht verschieden von der Kontrollseite. Unter Ruhebedingungen kann also ein Ungleichgewicht zwischen sympathisch efferenter und neurosekretorisch afferenter Innervation (siehe Einleitung) nicht festgestellt werden. Tatsächlich soll der Regenerationsrückstand efferente wie afferente C-Fasern in gleichem Umfang betreffen [5]. Das schließt aber einen pathophysiologisch relevanten Funktionsmangel unter Belastung nicht aus. Im Magen (der Ratte) führt ein Ausfall der neurosekretorischen Innervation zu einer massiv erhöhten Ulcusanfälligkeit; das Ausbleiben einer adäquaten Gefäßantwort (Durchblutungs- und Permeabilitätssteigerung) z. B. auf die Applikation von Alkohol erlaubt eine fatale Rückdiffusion von Magensäure mit entsprechender Läsion [10]. Für die Haut existiert ein derart einleuchtendes pathophysiologisches Modell noch nicht.

Die hochdosierte Langzeitbehandlung mit dem Vitamin-B_1-B_2-B_6-Präparat vergrößerte deutlich und signifikant die Hautfläche, in der durch Elektrostimulation des regenerierenden Saphenusnerven Plasmaextravasation erzielt werden konnte. Diese Steigerung der Gefäßdurchlässigkeit wird hauptsächlich als eine Funktion der Freisetzung von Substanz P aus den kutanen Nervenendigungen angesehen, während die

Vasodilatation auch und wahrscheinlich überwiegend auf die Ausschüttung von CGRP („calcitonine gene related peptide") zurückgeht (10, 31). Substanz P ist in etwa 20%, CGRP in etwa 40% der afferenten C-Fasern enthalten; 80% der Substanz P-haltigen Fasern führen aber in Koexistenz auch CGRP [9]. Da antidrome Elektrostimulation alle Fasern erregt und beide Neuropeptide freisetzt [10], kommt nur ein kleiner Prozentsatz der C-Fasern für eine selektive Förderung der Plasmaextravasation in Frage. Die Vitamin-B-Behandlung kam aber nur der Plamaextravasation, nicht der Vasodilatation zugute. Sofern man dahinter eine Förderung der Regeneration vermutet, so könnte sich diese nur auf die Faserpopulation beziehen, die Substanz P ohne CGRP enthält. Das Protokoll der vorliegenden Regenerationsstudie erlaubt diese Schlußfolgerung, schließt aber andere Deutungen nicht aus, da die unlädierten rechten Pfoten der Versuchstiere zur Bestimmung der Basalexsudation verwendet werden mußten und für Kontrollstimulationen nicht zur Verfügung standen. Daher bleibt eine generelle, von der Regeneration unabhängige Förderung der Plasmaextravasation durch die B-Vitamine möglich. Leider sind die Mechanismen der entzündlichen Steigerung der Gefäßdurchlässigkeit im Detail noch weitgehend unbekannt [19], so daß über einen möglichen Angriffsort der B-Vitamine nicht spekuliert werden kann. Es bleibt aber festzuhalten, daß eine Verbesserung der neurogenen Kontrolle der Gefäßpermeabilität erzielt und damit die Wehrhaftigkeit der Haut gestärkt wurde.

Zusammenfassung

Die therapeutische Wirksamkeit einer Langzeitbehandlung mit täglichen Injektionen der Vitaminkombination B_1, B_6 und B_{12} (und des Vitamins B_6 alleine) im Vergleich zu physiologischer Kochsalzlösung wurde an zwei experimentellen Modellen peripherer Nervenerkrankung, der diabetischen Neuropathie und der Nervenregeneration nach Kälteläsion untersucht.

Die diabetische Stoffwechsellage wurde bei 84 Tage alten Ratten durch eine Injektion von Streptozotocin (STZ) induziert und die Entwicklung der Neuropathie wurde nach 70 Tagen anhand der maximalen motorischen und sensorischen Nervenleitungsgeschwindigkeit bei niedrig- und hochfrequenter (90 Hz) elektrischer Stimulation des ventralen Schwanznerven mittels percutaner Nadelelektroden untersucht. Die maximale Nervenleitungsgeschwindigkeit der diabetischen Tiere sank deutlich während der Beobachtungszeit. Dies konnte durch eine Behandlung mit der B-Vitaminkombination nicht signifikant beeinflußt werden. Während der hochfrequenten Stimulation zeigten die mit physiologischer Kochsalzlösung behandelten diabetischen Ratten eine zusätzliche, progrediente Verlangsamung der maximalen sensorischen Nervenleitungsgeschwindigkeit. Dies war in der vitaminbehandelten diabetischen Tiergruppe statistisch signifikant weniger ausgeprägt, so daß diese Tiere von gesunden nicht signifikant zu unterscheiden waren. Der Behandlungseffekt durch die B-Vitamine könnte auf einer Verbesserung der intraaxonalen Energieversorgung, die die intrazelluläre Natriumkonzentration und damit letztlich die Leitungsgeschwindigkeit bestimmt, beruhen.

Während in der ersten Studie die Funktion unmyelinisierter Nervenfasern geprüft wurde, wurde in einer zweiten Studie die Regeneration nicht myelinisierter Nervenfasern nach Kälteschädigung funktionell untersucht, und zwar anhand der antidromen Vasodilatation und Plasmaextravasation, die dem Bild der „neurogenen Entzündung" zuzuordnen sind. Die Phänomene beruhen auf einer Funktion afferenter, sensorischer C-Fasern, die vasoaktive Neuropeptide freisetzen können. Die hierdurch in der Haut der Ratte erzielten Wirkungen wurden mit Laser-Doppler-Flußmessung, computergestützter Thermographie, planimetrischer und photometrischer Bestimmung der Evans-Blue-Extravasation quantifiziert. Die C-Fasern wurden durch antidrome Elektrostimulation des durchtrennten Nervus saphenus aktiviert. Die Untersuchungen fanden in verschiedenen Zeitabständen nach einer standardisierten Kälteläsion statt, um den Zeitverlauf der Regeneration des Nerven und einen möglichen Einfluß der B-Vitamine zu erfassen.

Überraschenderweise wurde nur eine partielle (ca. 50%ige) Wiederherstellung der antidromen Vasodilatation nach 70 Tagen festgestellt, was nicht im Gegensatz zu der bereits bekannten weitgehend Erholung sensorischer Funktionen nach einer Nervenquetschung bei der Ratte steht. Die Behandlung mit B-Vitaminen hatte keinen Einfluß auf die Durchblutungsantwort (Laser Doppler) der reinnervierten Haut. Jedoch bewirkte die B-Vitaminbehandlung, daß das Hautareal, welches durch die Evans-Blue-Plasmaextravasation angefärbt wurde, signifikant größer ausfiel. Weitere Experimente sind notwendig, um zu entscheiden, ob die Anwendung von B-Vitaminen die Regeneration einer bestimmten Unterklasse der C-Fasern beschleunigt oder andere bis jetzt noch unbekannte Bedingungen der neurogenen Plasmaextravasation begünstigt. Unabhängig davon könnte eine verbesserte sensible Kontrolle der Gefäßdurchlässigkeit sehr wohl eine Bedeutung für trophische Funktionen partiell denervierter Haut haben.

Literatur

1. Becker KW, Kienecker E-W, Dick P, Bonke D (1990) Ann NY Acad Sci 585: 477
2. Brismar T, Sima FAA (1981) Acta Physiol Scand 113: 499–506
3. Brismar T (1979) Acta Physiol Scand 105: 384–386
4. Brismar T (1983) Metabolism 32: 112
5. Carter DA, Lisney SJW (1987) J Neurol Sci 80: 163–171
6. Dickhaus H, Zimmermann M, Zottermann Y (1976) In: Zottermann Y (ed)/Sensory functions of the skin in primates. Pergamon Press, Oxford
7. Gamse R, Saria A (1987) J Autonomic Nervous System 19: 105–111
8. Gelehrter TD, Shreve PD, Dilworth VM (1984) Diabetes 33: 428
9. Gibbins IL, Furness JB, Costa M (1987) Cell Tissue Res 248: 417–437
10. Holzer P (1988) Neuroscience, vol 24, No 3, pp 739–768
11. Kömpf H-JD, Neundörfer B, Warecka K (1985) J Neurol 232: 189
12. Lisney SJW (1987) J Neurol Sci 80: 289–298
13. Maggi CA et al (1987) Naunyn-Schmiedeberg's Arch Pharmacol 336: 538–545
14. Mattingly GE, Fischer VW (1983) Acta Neuropathol, (Berl.) 59: 133–138
15. Miyoshi T, Goto I (1973) Electroenceph Clin Neurophysiol 35: 125–131
16. Moore RD, Munford JW, Pillsworth TJ (1983) J Physiol (Lond.) 338: 277–294
17. Moore SA, Petersen RG, Felten DL, O'Connor BL (1980) J Neurol Sci 48: 133–152
18. Ochoa J (1986) Thermology 2: 65–66, 101–107
19. Persson CGA, Svensjö E (1985) In: Bonta IL, Bray MA, Parnham MJU (eds) Handbook of inflammation, vol 5, The Pharmacology of Inflammation, Elsevier, Amsterdam, pp 61–82
20. Reeh PW, Dimpfel W, Spühler M, Bonke D In: Himberg JJ, Tackmann W, Bonke D, Karppanen H (eds) B Vitamins in Medicine. Vieweg, Braunschweig Wiesbaden, pp 63–73
21. Ringkamp M, Magerl W, Reeh PW (1991, in preparation) Regeneration of „neurogenic inflammation" after nerve lesion in rat. Exp Brain Res
22. Schein PS, Alberti KGMM, Williamson DH (1971) Endocrinology 89: 827–834
23. Sharma AK, Thomas PK (1974) J Neurol Sci 23: 1–15
24. Shea VK, Perl ER (1985) J Neurophysiol 54: 502–512
25. Sima AA, Lorusso AC, Thibert P (1982) Acta Neuropathol (Berl.) 58: 39–47
26. Sima AAF, Bouchier M, Christensen H (1983) Ann Neurol 13: 264
27. Szolcsányi J (1984) In: Chahl LA, Szolcsányi J, Lembeck F (eds) Antidromic vasodilatation and neurogenic inflammation. Hung Acad Sci Budapest, pp 7–25
28. Szolcsányi J (1984) In: Chal LA, Szolcsányi J, Lembeck F (eds) Antidromic vasodilatation and neurogenic inflammation. Hung Acad Sci Budapest, pp 27–52

29. Tackmann W (1986) In: Himberg JJ, Tackmann W, Bonke D, Karppanen HO (eds) B Vitamins in Medicine. Vieweg Braunschweig Wiesbaden, pp 75–90
30. Takeuchi H, Nanaka K, Takahashi M, Kang J, Tarui S, Okuno G (1982) In: Goto Y et al (eds) Diabetic Neuropathy. Excerpta Medica, Amsterdam Oxford Princeton, pp 139–145
31. Wallengren J, Hakanson R (1987) Europ J Pharmacol 143: 267–273
32. Westerman RA et al (1988) In: Vanhoutte PM (ed) Vascular Smooth Muscle, Peptides, Autonomic Nerves and Endothelium. Raven Press, New York, pp 107–112

Anschrift des Verfassers:

Prof. Dr. med. Peter W. Reeh
Institut für Physiologie und Biokybernetik
der Universität Erlangen-Nürnberg
Universitätsstraße 17
8520 Erlangen

Klinische Anwendung

Methodische Voraussetzungen für die Diagnose und Verlaufskontrolle von Neuropathien

Wilfred A. Nix

Neurologische Klinik, Universitätskliniken, Mainz

Unter dem Begriff der Neuropathie versteht Dyck [5] alle Störungen, die primär das periphere Neuron schädigen. Damit werden äußerst heterogene Erkrankungen des peripheren Nerven zusammengefaßt, wobei meist die genaue Kenntnis der Krankheitsursache fehlt und oft auch wenig über die Pathogenese bekannt ist. Aus dieser Unkenntnis vieler wichtiger Faktoren resultieren die verschiedensten Einteilungsschemata, die sich aus einer unterschiedlichen Gewichtung klinischer, anatomischer und physiologischer Kriterien ergeben. Mit Hilfe elektrophysiologischer Methoden können einige funktionelle Aspekte ergänzt werden, keineswegs wird dadurch aber eine genauere Wertung morphologischer oder klinischer Aspekte der Neuropathie ermöglicht [7]. Im folgenden werden klinische und pathophysiologische Gesichtspunkte der Neuropathiediagnostik angesprochen, um erstens die Komplexität des Krankheitsbildes und zweitens die Bedeutung, Wertigkeit und Indikation elektrophysiologischer Untersuchungsverfahren darzustellen.

Folgende elektrophysiologische Untersuchungsmethoden stehen zur Diagnostik zur Verfügung:

Elektromyographie (konzentrisches EMG, Einzelfaser-EMG, Makro-EMG)
Nervenleitgeschwindigkeitsmessungen (sensible-motorische NLG, Bestimmung der distalen motorischen Latenz, Refraktärperiode, Kollisionsmethode, F-Welle, H-Reflex)
Somatosensibel evozierte Potentiale
Vibrationsschwellenmessung
Bestimmung der Temperatursensibilität

Welche Untersuchungsverfahren eingesetzt werden, richtet sich nach dem klinischen Bild der Neuropathie und der Zielsetzung, mit der untersucht wird. Die Technik der einzelnen Untersuchungsmethoden ist den geeigneten Lehrbüchern zu entnehmen [13].

Klinische Einteilung der Neuropathien

Die in Tabelle 1 genannten klinischen Gesichtspunkte bieten sich zur Einteilung von Neuropathien an. Es können aber auch anatomische Strukturen des peripheren Nerven verwandt werden, je nachdem, ob motorische, sensible oder vegetative Nervenfasern allein oder in unterschiedlichen Kombinationen betroffen sind. Die Kombinationsvielfalt wird dadurch vermehrt, daß die verschiedenen Fasersysteme auch verschieden schwer und an unterschiedlichen Abschnitten des Nerven geschädigt sein können. Schäden können langstreckig am gesamten Nerven auftreten oder nur engumschrieben, etwa an der Nervenwurzel, in den Nervensträngen des Plexus, an einzelnen Nerven oder nur im Bereich ihrer Aufzweigungen vor dem Muskel oder den sensiblen Endorganen. Neuropathien können perakut, akut, chronisch progredient oder rezidivierend vorkom-

Tabelle 1.

Klinisches Befallsmuster	Erkrankung
Akute, proximal betonte Polyneuropathie	Guillain-Barré-Syndrom Toxische Neuropathien Porphyrie
Proximale Mononeuritis oder Mononeuritis multiplex	Diabetische Amyotrophie, Neuralgische Amyotrophie, Schäden durch Trauma, Engpaßsyndrome, Bindegewebs- oder vaskuläre Erkrankungen
Wiederkehrende oder hypertrophe Polyneuropathie	Chronisch entzündl. Polyneuropathie, Peroneale Muskelatrophie, erbliche Polyneuropathien
Chronische, distal-symmetrische Polyneuropathien	erbliche Neuropathien, metabolische urämische, hepatische, diabetische; Vitaminmangel, toxische und paraneoplastische Polyneuropathie

men. Wie bunt das Bild von Neuropathien sein kann, zeigt ein Klassifizierungsschema von Bruyn und Garland [1] für die diabetischen Neuropathien (Tabelle 2). Eine andere Einteilung, hier modifiziert nach Thomas [25], legt dagegen mehr Wert auf das Verteilungsmuster und die beteiligten Nervenfasern. Die Einteilung ist nicht für die diabetische Neuropathie spezifisch, sondern läßt sich auch auf andere endokrine Neuropathien übertragen (Tabelle 3).

Eine weitere Einteilung bezieht sich auf die Größe der Nervenfasern, die bei einer Neuropathie geschädigt werden. Tabelle 4 ordnet die peripheren Nervenfasern nach anatomischen und funktionellen Gesichtspunkten. Bei Neuropathien sind häufig entweder alle Fasern oder bevorzugt die großkalibrigen betroffen. Bestimmte Neuropathieformen, besonders der diabetischen Neuropathie, schädigen aber nur die langsam leitenden Nervenfasern, deshalb werden diese Erkrankungen in einer eigenen Krankheitsgruppe zusammengefaßt, die als „Small Fiber Disease" bezeichnet wird.

Die Klassifikation von Neuropathien ist beim Zusammenstellen vergleichbarer Patientenkollektive von großer Bedeutung. Neben der Lokalisation der Neuropathien muß dabei auch der Schweregrad der Erkrankung vergleichbar sein. Weiter sind am Nerven auch altersbedingte Einflüsse auf die Leitgeschwindigkeit zu berücksichtigen. Diese Forderungen machen Therapiestudien am Menschen äußerst schwierig, so daß viele Studien gerade wegen der Heterogenität des Untersuchungskollektivs wenig aussagekräftig sind. Die Problematik klinischer Therapiestudien bei diabetischen Neuropathien kommt in häufig widersprüchlichen Aussagen zum Ausdruck [6]. Ein weiteres Problem klinischer Studien liegt darin, Therapieerfolge am Nerven quantitativ zu dokumentieren. Die vorhandenen elektrophysiologischen Untersuchungen sind dabei nur dann sinnvoll verwendet, wenn das Zielsymptom auch mit der Untersuchung zu erfassen ist. So korreliert bei der diabetischen Neuropathie das Symptom Schmerz wenig mit der Nervenleitgeschwinigkeit des N. suralis, dagegen stark mit Messungen der Temperaturschwelle.

Pathophysiologie der Nervenleitgeschwindigkeit

Eine Einteilung der Neuropathien läßt sich auch nach ätiologischen Gesichtspunkten durchführen (Tabelle 5), wobei aus pathophysiologischer Sicht eine Unterteilung in primär axonale und primär demyelinisierende Erkrankungen möglich ist.

Tabelle 2.

I. Symmetrische, vorwiegend sensible und distal lokalisierte Polyneuropathie
- Diabetische Pseudotabes
- Hyperalgetischer Typ

II. Asymmetrische, vorwiegend motorische und oft proximal lokalisierte Polyneuropathie
- Mononeuropathie
- Multiple Mononeuropathie (Hirnnervenausfälle und Amyotrophie)
- Autonome viszerale Neuropathie
- Radikulopathie

Tabelle 3.

I. Symmetrische Polyneuropathie
- Primär distale und sensorische Polyneuropathie
  Betroffen: a) vorwiegend große Fasern
  b) alle Faserntypen
  c) kleine Fasern
- Chronische proximale Polyneuropathie
- Autonome Neuropathie

II. Fokale und multifokale Neuropathie
- Akute oder subakute proximale motorische Neuropathie
- Hirnnerven-Neuropathie
- Gliedmaßen- oder Stamm-Mononeuropathie

Tabelle 4. Klassifikation peripherer Nervenfasern

Fasertypen Systematik nach Erlander & Gasser (1939)	Lloyd (1943)	Faserfunktion	Faserdurchmesser (μm)	Leitgeschwindigkeit (m/sec)
markhaltige Faser	sensible Fasern			
A alpha		Versorgung quergestreifter Muskulatur	12 –20	60 –120
gamma	Ia	Leitung von Muskelspindel- und proprioceptiven Afferenzen	10 –20	70 –120
	Ib	Afferenzen von Sehnenspindeln		
	II	Berührung und Druck aus der Haut	5 –12	30 – 70
		mot. Versorgung der Muskelspindeln	3 – 6	15 – 30
delta	III	Schmerz und Temperatur aus der Haut	2 – 5	12 – 30
B		präganglionäre sympathische Leitung	3	3 – 15
marklose Fasern				
C	IV	Schmerz aus der Haut	0,4– 1,2	0,5– 2
		postganglionäre sympathische Leitung	0,3– 1,3	0,7– 2,3

Tabelle 5.

axonale Degeneration	Segmentale Demyelinisierung
Metabolische Neuropathie	
Hypoglykämie	Diabetes mellitus
Urämie	Hypothyreose
Alkoholismus	Hepatopathien
Avitaminosen	
Toxische Neuropathie	
Arsen, Thalidomid, Acrylamid	
Blei, Thallium, Vincristin	
Hereditäre Neuropathien	
Neuronale Form Charcot-Marie-Tooth	Hypertrophe Form
Hereditäre sensible Neuropathien	Dejerine-Sottas
	Refsum
Immunologisch vermittelte Neuropathie	
	Guillaine-Barré-Syndrom
Dysproteinämische Neuropathie	
Myelom	Lymphom
Systemerkrankungen	
Vasculitiden	Lepra
Sarkoidose	Diphtherie

Demyelinisierende Neuropathien

Bei demyelinisierenden Neuropathien spielt sich der Krankheitsprozeß primär an den Schwannzellen und dem dort gebildeten Myelin ab, das Axon des Nerven bleibt dabei intakt. Für die Elektrophysiologie ist dieser Umstand von großer Relevanz, da solche Prozesse immer die Nervenleitgeschwindigkeit (NLG) beeinträchtigen, nicht jedoch die trophische Versorgung des Muskels. Elektromyographisch sind daher keine Denervationsphänomene zu erwarten. Weiter ist für die NLG die Dicke der Myelinscheide, der Axondurchmesser und die Größe der Internodalsegmente wichtig. Die Segmente werden durch die Ranvierschen Schnürringe begrenzt, welche die um das Axon gewickelten Myelinlamellen einkerben. Vor dem Auftreten von Leitungsstörungen in der Einzelimpulspropagation können aber schon Störungen in der Weitergabe hoch frequenter Impulsserien nachgewiesen werden. Die Zeit, die ein Nerv nach einem Reiz benötigt, um den nächsten Reiz wieder richtig zu leiten, wird Refraktärperiode genannt und kann gemessen werden. Bei demyelinisierenden Prozessen und Axonopathien ist im Frühstadium der Erkrankung oft schon die Refraktärperiode verlängert [21]. Die Verletzung umschriebener Myelinsegmente kann die saltatorische Erregungsleitung aufheben und die Impulsweiterleitung lokal unterbrechen (Leitungsblock) [19], die Folge ist eine Muskellähmung ohne elektromyographische Denervationsphänomene. Demyelinisierende Erkrankungen wie das Guillain-Barré-Syndrom verlaufen häufig fulminant, die Prognose hinsichtlich einer Restitution sind jedoch besser als bei den mehr chronisch verlaufenden Axonopathien. Nach Remyelinisierung gewinnt der Nerv nur gelegentlich seine ursprüngliche Leitgeschwindigkeit wieder. Die Refraktärperiode hingegen normalisiert sich wieder, so daß dieser Parameter als Hinweis auf eine Wiederherstellung sehr sensibel zu sein scheint [22].

Am sensiblen Nerven ist die Reizperzeption und Generation eines Erregungsimpulses an spezielle Rezeptoren gebunden, da der Nerv selbst nur Leitungsvermögen besitzt. Am demyelinisierten Nerven kann aber eine erhöhte Erregbarkeit gegenüber mechanischen oder metabolischen Stimuli wie Hypokapnie oder Hypokalzämie bestehen, so daß diese direkt am Nerven eine Erregung auslösen können [12]. Mit dem Verlust des Myelins, das auch eine elektrisch isolierende Funktion zwischen den Nervenfasern im Nerven hat, können zum Beispiel elektrische Erregungen von einer motorischen Nervenfaser auf eine sensible überspringen und einen sensiblen Reiz vortäuschen. Dadurch können Plus-Symptome wie anfallsartige Schmerzen, Myokymien oder auch vermehrtes Schwitzen ausgelöst werden. Am normalen Nerven ist die Leitgeschwindigkeit temperaturabhängig, so daß jede Messung grundsätzlich unter standardisierenden Bedingungen vorgenommen werden muß. Von demyelinisierenden Nerven ist bekannt, daß sie auf kleine Temperaturschwankungen noch empfindlicher reagieren und schnell einen Leitungsblock entwickeln [20]. Kühlung kann Plus-Symptome bessern und Wärme zum Beispiel Kribbelparästhesien auslösen.

Axonale Degeneration

Neuronopathien. Bei Neuronopathien spielt sich die Erkrankung primär im Zellkörper der Nervenzelle ab. Infolge dieser Läsion kommt es sekundär zu Veränderungen an den Dendriten und dem Axon. Als Beispiel für diese Krankheitsgruppe sind die erblichen sensiblen und motorischen Neuropathien anzuführen. In den ersten Krankheitsstadien kommt es zu einem Verlust einzelner Nervenfasern. Die Leitgeschwindigkeit, als Summe der NLGs aller in einem peripheren Nerven verlaufenden Einzelfasern, kann dabei normal bleiben. Der Untergang einer Nervenfaser führt jedoch zu Denervierungen im Muskel, so daß erste Symptome sich elektromyographisch in Form von Veränderungen der Aktionspotentiale motorischer Einheiten kundtun. Instabilitäten in der neuromuskulären Verbindung lassen sich schon früher mit Hilfe der Einzelfaser-EMG-Analyse und der Jitterbestimmung ermitteln.

Axonopathien. Axonopathien sind die Folge direkter und primärer Schäden am Axon. In erster Linie werden dabei Veränderungen am Axoplasmastrom gesehen, wobei Störungen in der Wanderungsgeschwindigkeit von Substanzen auftreten können, ebenso jedoch auch qualitative und quantitative Veränderungen der im Axoplasma vorhandenen Substanzen selbst. Je nach primärer Manifestation der Schädigung wird von proximalen oder distalen Axonopathien gesprochen. Am häufigsten ist die distale Lokalisation, wobei die Nervenschädigung von distal nach proximal langsam voranschreitet, ein Vorgang, der als dying-back-Phänomen bezeichnet wird. Störungen im Bereich der Endaufzweigung des motorischen Nerven lassen sich mit der Bestimmung der distalen motorischen Latenz bestimmen. Proximale Läsionen im Wurzel- oder Plexusbereich werden am besten mit der H-Reflexzeit oder jener der F-Wellenlatenz diagnostiziert. Gelegentlich können dabei auch die sensibel evozierten Potentiale weiterhelfen. Diese Methoden werden immer dann eingesetzt, wenn die übliche Bestimmung der Nervenleitgeschwindigkeit normale Werte ergeben hat, klinisch jedoch Ausfälle bestehen.

Zytostatika, insbesondere die Vinca-Alkaloide, verursachen Axonopathien. Dabei zeigen sich besonders die großkalibrigen Axone vulnerabel, die kleinkalibrigen werden selten befallen [11]. Dieses selektive, von der Nervenfasergröße abhängige Schädigungsmuster gilt für den motorischen wie auch für den sensiblen Nerven [24]. Die Diskussion ist noch im Gange, ob es tatsächlich Axonopathien gibt, oder ob nicht doch letztlich immer primär ein Schaden im Zelleib selbst vorliegt. In völlig wiederhergestellten Nerven wird niemals wieder die ursprünglich vorhandene Leitgeschwindigkeit erreicht [3]. Am Nerven finden sich als morphologische Ursache der verminderten NLG kleinere Axondurchmesser oder verkürzte Internodien.

Die für die theoretische Diskussion zur Frage der Polyneuropathie-Entstehung wichtige Einteilung in reine Axon- oder Myelinschädigungen findet sich so scharf in der Wirklichkeit nur selten. Axonale Läsionen beeinflussen sehr schnell auch die Myelinisierung des Nerven. Das Resultat ist eine kombinierte Läsion. Bei diabetischen Neuropathien liegt immer eine solche Mischform vor. Zusätzlich können auch noch Nerveninfarkte in Form einer ischämischen Läsion als Komplikation der diabetischen Mikroangiopathie auftreten [18].

Wichtige Parameter bei der Bestimmung der Nervenleitgeschwindigkeit

Zur Quantifizierung der Messungen werden Nervenleitgeschwindigkeit (NLG) und Aktionspotential-Amplitude bestimmt. Durch beide Parameter kann präzise und wiederholbar das elektrophysiologische Defizit bei diabetischen Neuropathien dargestellt werden [15]. Voraussetzung reproduzierbarer Messungen sind standardisierte Ableitbedingungen in bezug auf den Reizort, die Reizart, die Montage der Ableitelektroden und die Kontrolle der Extremitätentemperatur. Gegen diese Forderung wird immer wieder in Studien verstoßen, weiter zeigt die Praxis, daß nur sehr genaues Arbeiten dabei leicht mögliche Fehler verhindern kann. Sehr wichtig ist weiter die Konstanz der Serumosmolalität, das heißt des Blutzuckerspiegels. Änderungen des Glucosespiegels allein können die NLG deutlich beeinflussen [4, 8]. Bei der Messung sensibler Nerven wird ihr Aktionspotential direkt vom Nerven abgeleitet. Die Leitung motorischer Nerven hingegen wird über das Muskelaktionspotential des innervierten Muskels gewonnen. Die NLG ist zwar der bekannteste Parameter, die Amplitude und die Potentialform haben jedoch häufig die größere Bedeutung. Amplitude und Konfiguration sind eine Funktion der Anzahl und Größe der Nerven- oder Muskelfasern, des Spektrums der NLGs einzelner Fasern und der methodischen Qualität der Ableitbedingungen. Beim gesunden Nerven wandert die Erregung in den einzelnen Nervenfasern zeitlich eng gekoppelt über den peripheren Nerven, so daß alle Fasern zum Potential beitragen und das Potential eine hohe Amplitude in einer typischen Form aufweist. Sobald jedoch im Nerven Störungen der Impulsleitung auftreten, kommt es im Verlauf des Nerven zu einer Dispersion des Erregungsablaufes in den einzelnen Fasern. Die Potentialform verbreitert sich, die Amplitude nimmt ab und es sind nicht mehr alle Nervenfasern am Potentialaufbau beteiligt. Solche Aktionspotentiale sind häufig so klein, daß nur die elektronische Aufsummierung repetitiver Reizantworten ein Potential erkennen läßt. Die Vibrationsschwellenmessung bietet keine wesentlichen Vorteile gegenüber der Bestimmung der sensiblen Nervenleitgeschwindigkeit, da Berührung, Druck und Vibrationsempfinden über die gleichen dick bemarkten Typ II Fasern geleitet werden (Tabelle 4).

Ein veränderter motorischer Nerv beeinflußt ebenfalls sein zugehöriges Muskelaktionspotential. Die zu unterschiedlichen Zeiten erregten Muskelfasern addieren sich unter der Ableitelektrode zu einem verbreiterten Summenaktionspotential.

Bei der Bestimmung der NLG wird die Zeit gemessen, die ein Potential braucht, um eine definierte Strecke zu durchlaufen. Dabei wird am Potential jedoch nur der Potentialbeginn als Bezugspunkt gewählt. Die am schnellsten leitenden Fasern bestimmen diese Potentialkomponente, so daß jede NLG immer nur die am schnellsten leitenden

Fasern in einem Nerven mißt. Solange noch schnell leitende Fasern in einem Nerven intakt sind, wird auch die NLG normal sein, pathologisch ist dann jedoch die Potentialform, der damit ein Wert für die Diagnostik zukommt.

Um das Spektrum der Leitgeschwindigkeiten im motorischen Nerven zu erfassen, ist die Kollisionstechnik entwickelt worden. Dazu werden zwei Reize proximal und distal am Nerven gesetzt, so daß sie miteinander kollidieren und sich auslöschen. Genau in diese Zone wird ein dritter Reiz gesetzt. Je nachdem, wie der zeitliche Abstand der ersten beiden Reize gewählt wird, löschen sich entsprechend der unterschiedlichen Leitgeschwindigkeit schnell und langsam leitende Faserpopulationen in unterschiedlicher Reihenfolge aus. Der dritte Reiz wird dann so gewählt, daß die nach der Kollision gerade wieder erregbaren Fasern gereizt werden. So kann der Beitrag einzelner Faserpopulationen bestimmt werden [10]. Rechnergesteuerte Methoden erleichtern zwar diese Messungen, die Methode bietet jedoch am pathologischen Nerven methodische Probleme [17].

Small fiber disease

Die Neuropathie der kleinen Fasern befällt vorwiegend die A-delta-, die B- und C-Fasern (Tabelle 4). Dabei klagen die betroffenen Patienten über schmerzhafte Gefühlsstörungen. Anamnestisch finden sich Störungen der über das autonome Nervensystem geregelten Vorgänge am kardiovaskulären, gastrointestinalen und urogenitalen System [23]. Bei der differenzierten neurologischen Untersuchung können qualitative Störungen der von C-Fasern vermittelten Temperatursensibilität gefunden werden. In der Regel wird dieser Parameter jedoch nicht untersucht, und die Patienten klagen lediglich über schmerzhafte Dysästhesien, die ein häufiges klinisches und therapeutisches Problem darstellen. Aus diesem Grunde ist es sehr wichtig, Untersuchungsmethoden zur Hand zu haben, die diese Störungen quantifizierbar machen und therapeutische Verlaufsbeobachtungen erlauben.

Die Beteiligung der kleinen Fasern ist bei diabetischen Neuropathien am besten untersucht und kann isoliert oder zusätzlich zur Schädigung der großen Fasern auftreten [9, 14]. Bei Diabetikern können Störungen der Temperatursensibilität als Frühsymptom einer Neuropathie vorkommen, wobei bevorzugt Fasern im Bereich der Beine befallen sind [26]. Für die Temperaturschwellenmessung stehen methodisch mehrere Verfahren zur Verfügung, mit denen valide und reproduzierbare Ergebnisse gewonnen werden können [2]. Als psychophysikalisches Meßverfahren sind die Ergebnisse jedoch von der Aufmerksamkeit und Kooperation der Testperson abhängig. Mit der Temperaturschwellenmessung steht ein leicht zu handhabendes Verfahren zur Verfügung, das beliebig oft zu Verlaufsuntersuchungen an demselben Patienten eingesetzt werden kann. Das Meßverfahren ist eine wertvolle Ergänzung zur quantitativen Erfassung der multimodalen Störungen bei Neuropathien.

Literatur

1. Bruyn GW, Garland H (1970) Neuropathies of endocrine origin. In: Vinken PJ, Bruyn GW (eds) Handbook of Clinical Neurology, vol 8. North Holland Publishing, Amsterdam, p 29
2. Claus D, Hilz MJ, Neundörfer B (1990) Thermal discrimination thresholds: a comparison of different methods. Acta Neurol Scand 81: 533
3. Cragg BG, Thomas PK (1964) The conduction velocity of regenerated peripheral nerve fibres. J Physiol (London) 171: 164

4. Daube JR (1987) Electrophysiologic testing in diabetic neuropathy. In: Dyck PJ, Thomas PK, Asbury AK, Winegard AI, Porte D (eds) Diabetic Neuropathy. Saunders, Philadelphia, p 162
5. Dyck PJ (1982) Are motor neuropathies and motor neuron diseases separable? In: Rowland LP (ed) Human Motor Neuron Diseases. Raven Press, New York, pp 107
6. Dyck PJ, Thomas PK, Asbury AK, Winegard AI, Porte D (1987) Diabetic Neuropathy. Saunders, Philadelphia
7. Dyck PJ (1990) Limitations in prediciting pathologic abnormality of nerves from the EMG examination. Muscle Nerve 13: 371
8. Greene DA (1987) Glycemic control. In: Dyck PJ, Thomas PK, Asbury AK, Winegard AI, Porte D (eds) Diabetic Neuropathy. Saunders, Philadelphia, pp 177
9. Heimans JJ, Bertelsmann FW, Rooy JCGM (1986) Large and small nerve fiber function in painful diabetic neuropathy. J Neurosci 74: 1
10. Hopf HC (1962) Untersuchungen über die Unterschiede in der Leitgeschwindigkeit motorischer Nervenfasern beim Menschen. Deutsch Z Nervenheilk 183: 579
11. Hopkins AP, Gilliatt RW (1971) Motor and sensory nerve conduction velocity in the baboon: normal values and changes during acrylamid neuropathy. J Neurol Neurosurg Psychiatry 34: 415
12. Howe JF, Loser JD, Calvin WH (1977) Mechanosensitivity of dorsal root ganglia and chronically injured axons: a physiological basis for the radicular pain of nerve root compression. Pain 3: 25
13. Kimura J (1983) Electrodiagnosis in diseases of nerves and muscle: Principles and practice. Davis, Philadelphia
14. Lehmann WP, Haslbeck M, Müller J, Mehnert H, Strian F (1985) Frühdiagnose der autonomen Diabetes-Neuropathie mit Hilfe der Temperatursensibilität. Deutsche Med Wochschr 110: 639
15. Mulder DW, Lambert EH, Bastron JA, Sprague RG (1961) The neuropathies associated with diabetes mellitus. Neurology 11: 275
16. Nix WA (1991) Der periphere Nerv. Funktion und Verletzungen, Diagnostik und Therapie. Einhorn, Reinbeck
17. Nix WA, Lüder G, Hopf HC, Lüth G (1989) A computerized re-evaluation of the collision technique. Electromyogr clin Neurophysiol 29: 391
18. Raff MC, Asbury AK (1968) Ischemic mononeuropathy and mononeuritis multiplex in diabetes mellitus. N Engl J Med 279: 17
19. Rasminsky M, Sears TA (1972) Internodal conduction in undissected demyelinated nerve fibres. J Physiol 227: 96
20. Rasminsky M (1973) The effect of temperature on conduction in demyelinated single nerve fibres. Arch Neurol 28: 287
21. Schutt P, Muche H, Lehmann HJ (1983) Refractory period impair ment in sural nerves of diabetics. J Neurol 229: 113
22. Smith KJ, Hall SM (1980) Nerve conduction during peripheral demyelination and remyelination. J Neurol Sci 48: 201
23. Strian F (1990) Diagnostische und klinische Aspekte der Neuropathie der kleinen Nervenfasern. Fortschr Neurol Psychiat 58: 51
24. Sumner AJ (1978) Physiology of dying-back neuropathies. In: Waxmann SG (ed) Physiology and pathobiology of axons. Raven Press, New York, pp 349
25. Thomas PK (1973) Metabolic neuropathy. J Roy Coll Phys 7: 154
26. Ziegler D, Mayer P, Wiefels K, Gries FA (1988) Assessment of small and large fiber function in long-term type 1 (insulin-dependent) diabetic patients with and without painful neuropathy. Pain 34:1

Anschrift des Verfassers:

Prof. Dr. W. A. Nix
Klinik und Poliklinik für Neurologie
der Johannes-Gutenberg-Universität
Langenbeckstraße 1
6500 Mainz

Therapeutische Alternativen bei Neuropathien

K. Reiners

Neurologische Klinik der Heinrich-Heine-Universität Düsseldorf

Schädigungsformen bei Neuropathie

Bei den vielfältigen Ursachen, die einer Neuropathie zugrunde liegen können, wird niemand eine einheitliche, für alle Formen der Erkrankung anwendbare Behandlungsmöglichkeit erwarten. Generell ist die Behandlung einer Neuropathie immer die Behandlung der ursächlichen Erkrankung. Ergänzt werden kann eine solche kausale Behandlung durch verschiedene symptomatische Maßnahmen. Die Chancen für eine kausale Besserung der Neuropathie hängen ab von der Beeinflußbarkeit der Grunderkrankung und – unabhängig von der Erkrankungsursache – vom neuralen Schädigungstyp, d. h. von der Frage, ob eine Schädigung des Axons oder eine Läsion der Markscheide vorliegt (Tabelle 1). In vielen Fällen ist es mit Hilfe der Elektrodiagnostik, d. h. Elektroneurographie und Elektromyographie, möglich, diese beiden Schädigungsformen zu trennen. Leider kommen gemischte Schädigungsformen ebenfalls vor, so daß manchmal nur der dominierende Schädigungstyp angegeben werden kann. In Zweifelsfällen und insbesondere bei Verdacht auf spezielle Erkrankungsursachen (erbliche Neuropathie, (immun-)entzündliche Neuropathie, vaskulitische Neuropathie) wird wegen der Konsequenzen für die genetische Beratung oder wegen der anstehenden Entscheidung über eine sehr eingreifende oder teure Therapie eine Nervenbiopsie notwendig werden.

Die „Reparatur" einer demyelinisierenden Schädigung ist ein vergleichsweise einfaches Unterfangen: Schwannzellen in der Nachbarschaft des meist nur streckenweise entmarkten Abschnittes entlang einer Nervenfaser fangen schon am ersten Tag nach der Schädigung an, sich zu teilen; so entstehen rasch neue Internodien im Entmarkungsgebiet. Die Tochter-Schwann-Zellen bilden neues Myelin, das funktionell aktiv wird, d. h. wieder eine saltatorische Erregungsleitung in der zuvor blockierten Nervenfaser erlaubt. Die meist etwas reduzierte Leitgeschwindigkeit im remyelinisierten Abschnitt ist funktionell unbedeutend. Bei einem Teil der erblichen Neuropathien liegt keine Entmarkung im engeren Sinne, sondern eine fehlgesteuerte Bemarkung (Dysmyelinisierung) vor, die u. a. eine Entwicklung von hypertrophischen Markscheiden, z. T. mit dem Charakter sog. „Zwiebelschalenformationen", bewirkt.

Die axonale Schädigung führt hingegen oft zu einer Degeneration distaler Axonabschnitte, während das Soma bzw. Perikaryon der Nervenzelle noch erhalten sind. Eine

Tabelle 1. Schädigungsformen bei Neuropathie

- primär axonale Neuropathie
- primär de- oder dysmyelinisierende Neuropathie
- primär axonale Neuropathie mit sekundärer Demyelinisierung
- primär gemischt axonal-demyelinisierende Neuropathie

Variante stellen diejenigen Neuropathieformen dar, bei denen es erst infolge der primären Erkrankung des Perikaryons (d. h. der motorischen Vorderhornzelle, der bipolaren Ganglienzelle im sensiblen Spinalganglion oder dem letzten Glied der vegetativen Endstrecke) zum axonalen Untergang kommt; auch diese Formen zeigen meist einen distalen Schwerpunkt der axonalen Degeneration. Jede Form der neuroaxonalen Neuropathie erfordert ein Aussprossen des Axons von derjenigen Stelle aus, an der die neuroaxonalen Reparationsmechanismen noch intakt sind, d. h. die für den axoplasmatischen Transport (Tabelle 2) von Strukturbausteinen noch erreichbar sind.

Das Axon ist nicht in der Lage, Lipide und Proteine zu synthetisieren; die hierfür wichtigen Strukturen (endoplasmatisches Retikulum, Golgi-Apparat, Polyribosomen und Nisslschollen) befinden sich im Perikaryon, müssen also von dort an den Ort der Regeneration geschafft werden. Aus naheliegenden Gründen kommt daher dem axoplasmatischen Transport eine Schlüsselfunktion in der Reparatur defekter Axone zu. Die meisten axonalen Neuropathieformen gehen mit einer Beeinträchtigung des kalzium- und lokal energieabhängigen axoplasmatischen Transportes einher oder werden gar durch dessen Behinderung hervorgerufen [25], so daß die Voraussetzungen für eine erfolgreiche Regeneration des distalen Axonanteiles nicht immer günstig sind. Erstes Ziel der Behandlung einer solchen Neuropathie wäre hier, eine Normalisierung dieses für den Erhalt des gesamten Neurons einschließlich seiner Fortsätze wichtigen Transportmittels zu erreichen.

Nachdem in experimentellen Untersuchungen gezeigt wurde, daß N-isopropyl-amino-2-pyrimidinorthophosphat (Isaxonin) die Regenerationsgeschwindigkeit peripherer Nerven beschleunigen konnte [11, 23] und eine Schutzwirkung gegen einige toxische Neuropathien erfaltete, wurden gute Ergebnisse bei prophylaktischer und therapeutischer Gabe der Substanz beim Menschen berichtet [10], die aber nicht unwidersprochen bleiben [16]. Der Effekt wurde u. a. auf eine Beeinflussung des axoplasmatischen Transportes zurückgeführt. Leider erwies sich die Substanz bei ca. 40 der zwischen 1978 und 1982 in Frankreich behandelten 150000 Patienten als hepatotoxisch, so daß weitere Untersuchungen unterblieben. Auch von einem Gemisch boviner Gangliosside (Cronassial®) wurde bei Neuropathien verschiedener Ursachen eine regenerationsbeschleunigende Wirkung berichtet [3]. Neben erstrangigen Angriffspunkten an den Membranen kommt auch hier eine Wirkung durch Beschleunigung des axoplasmatischen Transportes in Frage [13]. In Deutschland wurde die Substanz wegen des Verdachtes auf Auslösung

Tabelle 2. Axoplasmatischer Transport

Komponente	Transportrate (mm/Tag)	Transportgut
Schneller Transport		
anterograd	200–400	Neurotransmitter, Membranproteine und -lipide
	50–100	Mitochondrien
retrograd	200–300	Lysosomale Vesikel und Enzyme Nervenwachstumsfaktoren
Langsamer Transport		
SCb	2–8	Mikrofilamente, metabolische Enzyme
SCa	0,2–1	Neurofilamente, Mikrotubuli

eines Guillain-Barré-Syndromes in bislang sieben bekanntgewordenen Fällen im Jahr 1989 vom Markt genommen, wird aber in anderen Ländern weiterhin angewandt. Bezüglich allen denkbaren Einflußnahmen auf den axoplasmatischen Transport muß kritisch bedacht werden, daß dieser wichtige Mechanismus an verschiedenen Angriffspunkten (Energiemangel, Mangel an kontraktilen Proteinen, Kalziumstoffwechselstörung usw.) gestört werden kann; es ist deshalb nicht wahrscheinlich, daß es je einen einheitlichen Behandlungsansatz für alle Störungen des axoplasmatischen Transportes geben wird, selbst wenn dieser die Ursache aller axonalen Neuropathieformen wäre.

Die Geschwindigkeit des Auswachsens eines Axons im menschlichen Nerven entspricht etwa der Transportrate der langsamen Komponente und läßt sich unter guten Bedingungen mit etwa 1–2 mm/Tag angeben. Daraus folgt, daß z. B. bei einer axonalen Degeneration einer motorischen Faser des Ischiasnerven über eine distale Strecke von nur 30 cm ein Zeitraum von knapp einem Jahr veranschlagt werden muß, bis die zu innervierenden kleinen Fußmuskeln wieder erreicht sind. Bis zu diesem Zeitpunkt aber können bereits schwere sekundäre Veränderungen (Muskelatrophie, Gelenkveränderungen) eingetreten sein, die eine Wiederherstellung des früheren Zustandes strukturell und funktionell nicht mehr gestatten. Daran zeigt sich, wie wichtig generell eine frühe Behandlung und schon zu Beginn einer Neuropathie die Aufnahme einer krankengymnastischen Übungstherapie sind, ohne deren Unterstützung selbst hochwirksame medikamentöse Behandlungsverfahren ihren Zweck verfehlen würden.

Nach dieser Erörterung der prinzipiellen Angriffspunkte einer Neuropathiebehandlung sollen im folgenden die therapeutischen Alternativen einer medikamentösen Therapie bei den praktisch wichtigsten Neuropathieformen diskutiert werden.

Kausale Behandlung

Diese für Arzt und Patient am meisten befriedigende Behandlung läßt sich nur dann verwirklichen, wenn die Ursache der Neuropathie bekannt ist und ist nur dann erfolgreich, wenn die Neuropathie vom Schweregrad her noch reversibel ist.

Bei stoffwechselbedingten Neuropathien (Diabetes mellitus und andere Endokrinopathien, angeborene Stoffwechseldefekte) ist eine Behandlung nur möglich, wenn die im Stoffwechsel anfallenden und die Nervenfunktion beeinträchtigenden Produkte und eventuell akkumulierten Substanzen eliminiert werden und deren erneute Bildung unterbunden wird. Beides ist nur erreichbar, wenn die Stoffwechselstörung selbst angegangen wird. Die bekannten Schwierigkeiten, z. B. bei einem Diabetiker eine Besserung der Stoffwechselführung zu erreichen, zeigen, daß man sich diesem Ziel nur sehr unvollkommen nähern kann.

Obwohl immer wieder kritische Arbeiten hinsichtlich der Auswirkungen einer besseren Einstellung der Diabetes auf einzelne Formen der Neuropathie bei Diabetes

Tabelle 3. Medikamentöse Behandlung der diabetischen Neuropathie

---
Insulin
orale Antidiabetika
(*myo*-Inositol)
(Aldose-Reduktase-Hemmer)
(α-Liponsäure)

---

mellitus erscheinen, ist nach kontrollierten prospektiven Studien unbestreitbar, daß eine straffe Vermeidung von Hyperglykämie, z. B. über kontinuierliche adaptierte Insulininjektion mittels Pumpe, eine signifikante Besserung objektiver und subjektiver Neuropathie-Parameter bewirkt [24, 12]. Hingegen konnten die Untersuchungen zur Substitution des bei diabetischer Neuropathie im Nerven verminderten myo-Inositols, einem Bestandteil der Membran-Phospholipide, keinen überzeugenden Effekt darlegen [18]. Auch Behandlungsversuchen mit Aldose-Reduktase-Hemmern ist bislang der Nachweis einer überzeugenden und anhaltenden Besserung der Neuropathie bei menschlichem Diabetes mellitus versagt geblieben [27]. Neue Substanzen mit Aldose-Reduktase-Hemmwirkung mögen sich hier als den alten Substanzen überlegen erweisen, zumindest bei Patienten mit inzipienter Neuropathie [17]. Ebenso wie die Anwendung von bovinen Gangliosiden bevorzugt in Italien günstige Ergebnisse erbrachte, ist die erfolgreiche therapeutische Anwendung von α-Liponsäure bei diabetischer Neuropathie ein Phänomen des deutschen Sprachraumes. Es mangelt nicht an potentiell günstigen Angriffspunkten der Substanz (Übersicht in [6]), doch gibt es nur wenige kontrollierte Studien [4, 22], die eine Wirkung sichern. Kritisch ist bei der zuletzt empfohlenen höherdosierten Anwendung der Substanz vor allem anzumerken, daß ein gleichzeitiger Vitamin-B_1-Mangel nicht nur die biologische Wirkung der Liponsäure im Pyruvat-Dehydrogenase-Komplex verhindern kann, sondern – zumindest im Tierversuch – die Substanz sogar in ein toxisches Substrat wandelt [7].

Bei den meisten toxischen Neuropathien (Alkohol (Tabelle 4), gewerbliche chemische Substanzen, Arzneimittel, Diphtherietoxin) ist in Frühstadien der Erkrankung eine gute funktionelle Erholung zu erreichen, auch wenn diese nicht gleichbedeutend ist mit einer strukturellen „restitutio ad integrum". Erforderlich ist dabei in jedem Falle die vollständige Beendigung der Toxin-Exposition. Die Neuropathie des chronischen Alkoholkranken ist neben einer direkten toxischen Ethylalkoholwirkung [14] in einem variablen Ausmaß über die Entwicklung einer atrophischen Gastritis und Resorptionsstörung, einseitige Kohlenhydrat-Ernährung und unregelmäßige Zufuhr vollwertiger Nahrungsmittel mitbedingt durch einen Mangel an Vitamin B_1, B_2, B_6, B_{12} und Folsäure [1,20]. Die Miterkrankung von autonomen Nervenfasern kann den Nahrungsaufschluß zusätzlich erschweren. Neuropathien in Folge von Mangelzuständen, z. B. an den B-Vitaminen, auf die das Nervensystem kritisch angewiesen ist, lassen sich nur bessern, wenn dieser Mangel ausgeglichen wird. Liegt dabei eine Resorptions- oder Verwertungsstörung vor, ist die parenterale anstelle einer oralen Substitution erforderlich.

Erregerbedingt-entzündliche Neuropathien sind mit Ausnahme der Polyradikuloneuritis bei Borreliose (Lyme-Krankheit) in unseren Breiten selten geworden. Die optimale Behandlung der Borreliose ist nach derzeitiger Auffassung die Gabe von Cephalosporinen, alternativ kommen Ampicillin, Penicillin oder Tetrazykline in Frage. Bei den meisten entzündlichen Neuropathieformen in unserem Teil der Erde handelt es sich um Immun-Neuropathien. Entsprechend dieser Pathogenese wird therapeutisch eine Elimination der krankmachenden Antikörper angestrebt (Tabelle 5). Die Plasmapheresebehandlung (in Zukunkft evtl. Immunadsorptionsbehandlung) ist bei Guillain-Barré-

Tabelle 4. Medikamentöse Behandlung der »alkoholischen« Neuropathie

Alkoholabstinenz
Vollwertige Ernährung
parenterale Substitution mit Vitamin-B-Präparaten

Tabelle 5. Behandlung der immun-entzündlichen Neuropathie

- Guillain-Barré-Syndrom:
    Plasmapherese (oder evtl. Immunadsorption)
    i.v. Immunglobulin, hochdosiert
    bei autonomer Mitbeteiligung: evtl. temporärer Schrittmacher
- chronisch-entzündliche Polyneuritis (CIDP)
    Plasmapherese (oder evtl. Immunadsorption)
    i.v. Immunglobulin, hochdosiert
    chronische Immunsuppression
        Kortikosteroide
        Azathioprin
        Cyclosporin
        Cyclophosphamid

Syndrom das einzige Behandlungsverfahren mit gesicherter Wirkung. Ähnlich wirksam soll die hochdosierte i.v.-Gabe von Gamma-Globulin sein (0,4 g/kg Körpergewicht täglich für 5 Tage) [19]. Die Unterbrechung des Immunprozesses durch Kortikosteroidgabe bietet sich zwar theoretisch an, hat in der Praxis jedoch keine durchgehend positive Besserung des Verlaufes erbracht. Bei chronisch entzündlicher demyelinisierender Polyneuritis (CIDP) zeigen die Plasmapherese und i.v.-Immunglobuline [5] ebenfalls gute Wirkung. Hier haben aber auch die hochdosiert begonnene Kortikosteroidbehandlung und die längerfristige Immunsuppression mittels Azathioprin (meist 2 mg/kg Körpergewicht), Cyclophosphamid (als Stoßtherapie) oder Cyclosporin A (nach Serumspiegel) einen gesicherten Platz in der Therapie chronisch-progredienter Verläufe und der Prophylaxe von Rückfällen (Übersicht in [9]).

Erstaunlicherweise haben jüngste eigene tierexperimentelle Untersuchungen am Modell der experimentell-allergischen Neuritis, dem Pendant des Guillain-Barré-Syndromes beim Menschen, gezeigt, daß die Einbaurate von Cholin, einer axoplasmatisch transportierten Vorstufe von Myelin-Phospholipiden und damit einem wichtigen Substrat für die Nervenregeneration, durch parenterale Behandlung mit einer gängigen Kombination der Vitamine B_1, B_6, und B_{12} noch zusätzlich stimulierbar ist (Abb. 1). Dieser Befund könnte die Grundlage für die klinische Erfahrung und die Ergebnisse jüngster Studien (z.B. bei diabetischer Neuropathie [15]) abgeben, daß die Gabe von B-Vitaminen auch bei Neuropathieformen, denen (zumindest nach Serumspiegel-Messungen) primär kein Vitamin-B-Mangel zugrunde liegt, eine Besserung erzielt werden kann.

Symptomatische Behandlung (Tabelle 6)

Bei den hereditären, angeborenen Neuropathieformen ist eine symptomatische Behandlung aus leicht einsehbaren Gründen die einzige Therapie, die der Arzt dem Patienten anbieten kann. Im wesentlichen erstreckt sich diese auf die Vermeidung von Sekundärschäden durch Anleitung zur geeigneten Übungsbehandlung und Verordnung orthopädischer Hilfen.

Schmerzen und schmerzhafte Parästhesien sind die häufigsten Erscheinungen bei den anderen o.g. erworbenen Neuropathieformen, die zusätzlich zur kausalen Therapie eine symptomatische Behandlung erfordern. Vitamin B_1 oder B_6 in höheren Dosen und Kombinationen von Vitamin B_1, B_6 und B_{12} haben bei einer Reihe von Ätiologien schmerzlindernd gewirkt [28].

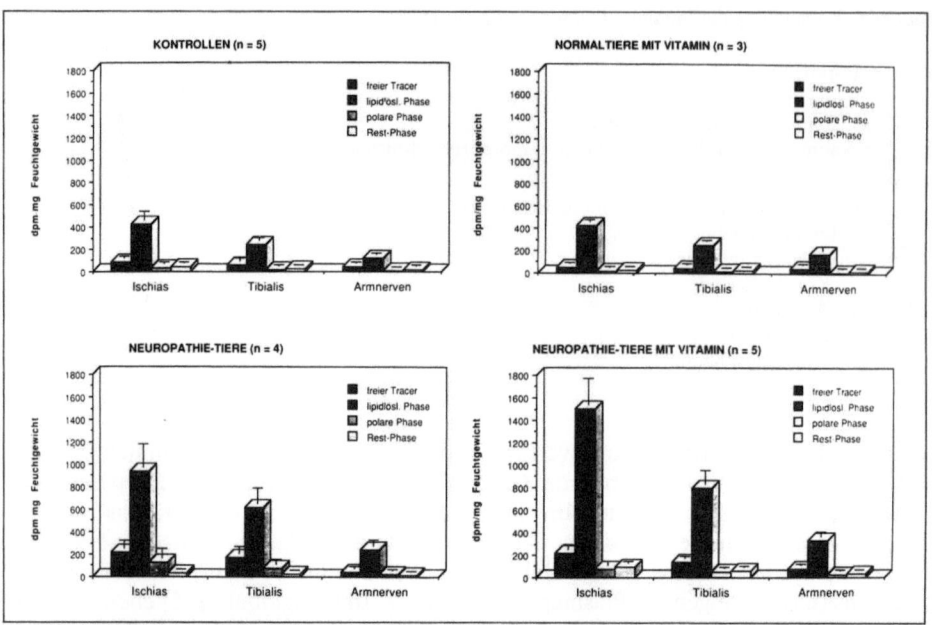

Abb. 1. Wirkung einer kombinierten Vitamin B_1-, B_6- und B_{12}-Substitution auf den Einbau markierten Cholins im peripheren Nerven
In einer Studie bei normal ernährten Kaninchen wurde der Effekt einer 9tägigen, einmal täglich intraperitoneal applizierten Injektion einer therapieüblichen Kombination von Vitamin B_1, B_6 und B_{12} auf die Einbaurate radioaktiv markierten Cholins in den Nervus ischiadicus untersucht, nachdem dieses intramedullär in die Nähe der α-Motoneurone des Ischiadicus eingebracht worden war. Verglichen wurden die Einbauraten bei Tieren mit experimentell-allergischer Neuritis (EAN) mit denjenigen bei gesunden Kontrollen. Die Einbauraten in den Armnerven dienten als Kontrollen für die spezifische Aufnahme des Tracers in die Motoneurone des N. ischiadicus. Das Gefälle zwischen den Einbauraten im (proximalen) N. ischiadicus mit denjenigen im (distalen) N. tibialis ist ein Beleg für den axoplasmatischen Transport der Tracersubstanz. Das eingebaute Substrat findet sich in der lipidlöslichen Phase. Die Einbauraten bei Kontrolltieren waren identisch für Vitamin- und nichtbehandelte Tiere. Als Ausdruck der reparativen Vorgänge im Rahmen der Neuropathie zeigten die EAN-Tiere eine Stimulation des Cholin-Einbaus auf mehr als das Doppelte. Durch Gabe der Vitamin B_1-, B_6- und B_{12}-Kombination konnte der Einbau auf mehr als das Dreifache der Kontrollwerte gesteigert werden. (Angegeben sind jeweils Gruppenmittelwert ± Standardabweichung des Mittelwertes).

Anti-neuralgisch wirksame Medikamente im engeren Sinn gehören der Gruppe der Antiepileptika an, wobei mit Carbamazepin und Phenytoin die besten Erfahrungen vorliegen. Auch Amitriptylin [18] und Imipramin [2] wirken bei chronischen Nervenschmerzen zuverlässig, während die üblichen stark wirksamen Analgetika, auch die Opiate, oft versagen. Eine Kombination der Trizyklika mit niederpotenten Neuroleptika ist besonders bei nächtlicher Schmerzdominanz günstig. Bei umschriebenen Schmerzarealen (z. B. bei Post-Zoster-Neuralgie) hat sich die externe topische Anwendung von Capsaicin (0,025 bis 0,075 % [26]) bewährt. Muskelkrämpfe, die nicht auf Chinin (+ Theophyllin-Ethylendiamin) anprechen, können ebenfalls mit den o.g. Antiepileptika behandelt werden. Diazepam ist meist nur von vorübergehender Wirkung.

Die Beschwerden der autonomen Neuropathie lassen sich z.T. ebenfalls symptomatisch medikamentös behandeln [21]. Am erfolgreichsten ist die Therapie der orthostatischen Hypotension naturgemäß in den Anfangsstadien, wobei Dihydroergotamin,

Tabelle 6. Symptomatische Behandlung bei Neuropathie

Schmerzen und schmerzhafte Parästhesien
   Antineuralgika:
     Carbamazepin
     Phenytoin
   Thymoleptika:
     Amitriptylin
     Imipramin
   Vitamin B_1, B_6 und/oder B_{12} allein oder in Kombination
   lokal: Capsaicin-Creme oder Lotion (0,025 bis 0,075 %)

Muskelkrämpfe
   Chinin (+ Theophyllin-Ethylendiamin)
   Phenytoin
   Carbamazepin
   Benzodiazepine

Autonome Symptome
   Orthostatische Hypotension
     Dihydroergotamin
     Sympathomimetika
     Mineralokortikoide
   Gastrointestinale Symptome
     Domperidon
     Metoclopramid
   Blasenstörungen (Retention)
     Cholinergika
   Retrograde Ejakulation
     (Imipramin)
   Erektile Impotenz
     Papaverin-Autoinjektion (SKAT)

Sympathomimetika, Mineralokortikoide allein oder kombiniert in Ergänzung zu physikalischen Maßnahmen (Stützstrümpfe) angewendet werden. Gastrointestinale Störungen sprechen auf Domperidon oder Metoclopramid an, während Antihistaminika die Symptome eher verstärken. Blasenstörungen im Sinne der Retentionsblase können versuchsweise mit Cholinergika angegangen werden. Die retrograde Ejakulation spricht manchmal auf die Behandlung mit Imipramin an. Eine erektile Impotenz bedarf meist der Papaverin-Autoinjektionsbehandlung (SKAT).

Literatur

1. Boyd DH, MacLaren DS, Stoddard ME (1981) The nutritional status of patients with an alcohol problem. Acta Vitaminol Enzymol 3: 75–82
2. Bromm B, Meier W, Scharein E (1986) Imipramine reduces experimental pain. Pain 23: 243–257
3. Consolazzione A, Toffano G (1988) Ganglioside role in functional recovery of damaged nervous system. In: Ledeen RW, Hogan EL, Tettamanti G, Yates AJ, Yu RK (eds) New Trends in ganglioside research: Neurochemical and neuroregenerative aspects, Fidia Research Series vol 14, Liviana Press, Padova, pp 523–533
4. Delcker A, Fischer P-A, Ulrich H (1989) Randomisierte Studie Thioctsäure gegenüber Vitamin-B-Kombinationspräparat bei Patienten mit diabetischer Polyneuropathie unter besonderer Berücksichtigung des peripheren Nervensystems. In: Borbe HO, Ulrich H (Hrsg) Neue biochemische, pharmakologische und klinische Erkenntnisse zur Thioctsäure. pmi-Verlag, Frankfurt, S 335–344

5. van Doorn PA, Brand A, Strengers PFW, Meulstee J, Vermeulen M (1990) High-dose intravenous immunoglobulin treatment in chronic inflammatory demyelinating polyneuropathy: A double-blind, placebocontrolled, crossover study. Neurology 40: 209–212
6. Ehrental W, Prellwitz W (1986) Biochemie und Pharmakologie der Liponsäure. In: Neundörfer B, Sailer D (Hrsg) Interdisziplinäre Bestandsaufnahme der Polyneuropathien. Perimed, Erlangen, S 154–166
7. Gal EM, Razevska DE (1960) Studies on the metabolism of lipoic acid. I. The fate of DL-lipoic acid in normal and thiamindeficient rats. Arch Biochem Biophys 89: 253–261
8. Gregersen G, Bertelsen B, Harbo H, Larsen E, Andersen JR, Helles A, Schmiegelow M, Christensen JEJ (1983) Oral supplementation of myo-inositol: Effects on peripheral nerve function in human diabetes and on the concentration in plasma, erythrocytes, urine, and muscle tissue in human diabetics and normals. Acta Neurol Scan 67: 164–172
9. Hartung HP, Heininger K, Toyka KV (1990) Neue Aspekte zur Pathogenese und Therapie des Guillain-Barré-Syndroms und der chronischen Polyneuritis. Nervenarzt 61: 197–207
10. Hugelin A (1982) Base pharmacologique de l'action de l'isaxonine. Nouv Presse Méd 11: 1221–1226
11. Hugelin A, Tarrade T, Istin M, Coelho R (1977) Accélération de la vitesse de croissance de neurone par une nouvelle substance neurotrope: le N-isopropyl-amino-2-pyrimidine. C R Acad Sci Paris série D, 285: 1339–1341
12. Jakobsen J, Christiansen JS, Kristoffersen I, Christensen CK, Hermansen K, Schmitz A, Mogensen CE (1988) Autonomic and somatosensory nerve function after 2 years of continuous subcutaneous insulin infusion in Type 1 diabetes. Diabetes 37: 452–455
13. Kalia M, DiPalma JR (1982) Ganglioside-induced acceleration of axonal transport following nerve crush injury in the rat. Neurosci Lett 34: 1–5
14. Kemppainen R, Juntunen J, Hillbom M (1982) Drinking habits and peripheral alcoholic neuropathy. Acta Neurol Scand 65: 11–18
15. Ledermann H, Wiedey KD (1990) Behandlung der manifesten diabetischen Polyneuropathie. Therapeutische Wirkung des neurotropen Vitamin-B-Komplexes B_1-B_6-B_{12}. Therapiewoche 39: 1445–1449
16. LeQuesne PM, Fowler CJ, Harding AE (1985) A study of the effects of isaxonine on vincristine induced peripheral neuropathy in man and regeneration following peripheral nerve crush in the rat. J Neurol Neurosurg Psychiatry 48: 933–935
17. Masson EA, Boulton AJM (1990) Aldose reductase inhibitors in the treatment of diabetic neuropathy. A review of the rational and clinical evidence. Drugs 39: 190–202
18. Max MB, Culnane M, Schafer SC, Gracely RH, Walther DJ, Smoller B, Dubner R (1987) Amitriptyline relieves diabetic neuropathy pain in patients with normal or depressed mood. Neurology 37: 589–596
19. van der Meché FGA, Kleyweg RP, Meulstee J, Schmitz PIM and the Dutch Guillain-Barré Study Group (1990) The Dutch Guillain-Barré trial comparing high-dose immunoglobulins with plasma exchange. J Neurol Sci (Suppl) 98: 262–263
20. Morgan MY (1982) Alcohol and nutrition. Br Med Bull 38: 21–29
21. Reiners K, Freund H-J (1989) Diabetische Polyneuropathie. In: Krück F, Kaufmann W, Bünte H, Gladtke E, Tölle R (Hrsg) Therapie-Handbuch, 3. Aufl. Urban & Schwarzenberg, München, S 1067–1068
22. Reschke B, Zeuzem S, Rosak C, Petzold R, Althoff P-H, Ulrich H, Schöffling K (1989) Hochdosierte Langzeitbehandlung mit Thioctsäure bei der diabetischen Polyneuropathie – Ergebnisse einer kontrollierten, randomisierten Studie unter besonderer Berücksichtigung der autonomen Neuropathie. In: Borbe HO, Ulrich H (Hrsg) Neue biochemische, pharmakologische und klinische Erkenntnisse zur Thioctsäure. pmi-Verlag, Frankfurt, S 318–334
23. Sebille A, Hugelin A (1980) Muscle reinnervation enhanced by isoaxonine in man. Br J Clin Pharmacol 9: 275–276
24. Service FJ, Rizza RA, Daube JR, O'Brien PC, Dyck PJ (1985) Near normoglycaemia improved nerve conduction and vibration sensation in diabetic neuropathy. Diabetologia 28: 722–727
25. Skau KA (1986) Axonal transport in nerve and muscle diseases. In: Iqbal Z (ed) Axoplasmic transport. CRC Press, Boca Raton, pp 147–153
26. Watson CPN, Evans RJ, Watt VR (1988) Post-herpetic neuralgia and topical capsaicin. Pain 33: 333–340

27. Zimmerman BR (1987) Aldose reductase inhibitors. In: Dyck PJ, Thomas PK, Asbury AK, Winegard AI, Porte D jr (eds) Diabetic neuropathy. Saunders, Philadelphia London Toronto Mexico City Rio de Janeiro Sidney Hong Kong, pp 190–193
28. Zöllner N (1988) Konsensuspapier. In: Zöllner N, Fassl H, Jurna I, Pietrzik KF, Schattenkirchner M (Hrsg) Klinische Bedeutung von Vitamin B_1, B_6, B_{12} in der Schmerztherapie. Steinkopff, Darmstadt, S 198–202

Anschrift des Verfassers:

Priv.-Doz. Dr. K. Reiners
Neurologische Klinik der Heinrich-Heine-Universität
Moorenstraße 5
4000 Düsseldorf 1

Der Einfluß von Neurobion auf die Temperatursensibilität bei Patienten mit diabetischer Polyneuropathie

Ergebnisse einer plazebokontrollierten, doppelblinden Pilotstudie

H. U. Janka, S. Rietzel und H. Mehnert

Forschergruppe Diabetes, Städt. Krankenhaus München-Schwabing

Einleitung

Die diabetische Neuropathie ist eine häufige und oftmals schwerwiegende Komplikation des Diabetes mellitus. Sie betrifft sowohl das periphere als auch das autonome Nervensystem und führt zu unterschiedlich komplexen Syndromen, die dem Patienten, insbesondere mit zunehmender Dauer der Erkrankung, einen hohen Leidensdruck auferlegen. Die zahlenmäßig wichtigste diabetische Polyneuropathie ist die Erkrankung sensorischer, peripherer Nerven mit distaler Ausprägung in den Extremitäten. Sie führt sowohl zu einer Steigerung als auch Abnahme der Empfindungen für Berührung, Temperatur, Schmerz sowie zur Einschränkung der Beweglichkeit. Die Sensibilitätsstörungen beginnen in der Regel zunächst an den Beinen und Füßen, mit fortschreitender Dauer des Diabetes machen sie sich jedoch auch an den Armen und Händen bemerkbar und betreffen myelinisierte und nicht myelinisierte dünne Nervenfasern (Aδ- und C-Fasern). In der Regel wird der Sensibilitätsverlust dem Patienten zunächst nicht bewußt, er kann jedoch bereits zu einem sehr frühen Zeitpunkt der Erkrankung mit sensitiven Untersuchungsmethoden gut reproduzierbar quantifiziert werden [18].

In einer klinischen Studie konnte die Wirksamkeit einer einjährigen subkutanen kontinuierlichen Insulin-Infusionstherapie auf die schmerzhafte Polyneuropathie bei Patienten mit insulinpflichtigem Typ-I-Diabetes mittels Bestimmung der Temperaturdiskriminationsschwellen signifikant dokumentiert werden, während der Nachweis mit elektrophysiologischen Parametern wie z. B. Nervenleitgeschwindigkeit, F-Welle sowie der Vibrationssensibilität nicht gelang [6]. Dieses Studienergebnis weist daher die Bestimmung der Temperaturdiskriminationsschwellen als eine zuverlässige Methode zur Erfassung therapeutischer Wirkungen von Pharmaka bei der Therapie der diabetischen Polyneuropathie aus.

Zur Beurteilung der Wirksamkeit einer zusätzlichen medikamentösen Behandlung der diabetischen Polyneuropathie muß jedoch die glykämische Kontrolle während der Untersuchungsperiode weitgehend stabil sein, denn das Ausmaß der Kontrolle der Hyperglykämie wird als ein bedeutender Faktor bei der Entstehung der diabetischen Neuropathie angesehen [14, 19]. Die Behandlung mit Insulin führt zur Besserung klinischer Parameter wie Schmerz und Temperatursensibilität, insbesondere wenn durch die Anwendung von Insulin-Infusionspumpen eine anhaltende Normoglykämie erreicht wird [6, 22]. Dennoch ist auch durch diese Maßnahmen keine vollständige Normalisierung erreichbar und die Entwicklung einer Neuropathie häufig nicht vermeidbar [10]. Weitere medikamentöse Maßnahmen, die zusätzlich zur Besserung der diabetischen Neuropathie führen und mit der auch eine akute klinische Symptomatik beeinflußbar ist, haben daher ihre Berechtigung.

Über positive Wirkungen von B-Vitaminen, insbesondere den Vitaminen B_1, B_6 und B_{12}, bei der diabetischen Neuropathie wird verschiedentlich berichtet [5, 9, 15, 24]. Hier wurden Nervenleitgeschwindigkeit und Vibrationssensibilität oder auch nur klinische Parameter wie Schmerz in offenen Studien untersucht. In dieser Studie sollte dagegen die Wirksamkeit einer B-Vitaminkombination auf Frühsymptome einer diabetischen Neuropathie und auf die Temperatursensibilität im Rahmen einer 18wöchigen Behandlung unter plazebokontrollierten doppelblinden Bedingungen überprüft werden.

Patienten

In die Studie wurden 33 Patienten, 18 männliche und 15 weibliche, im Alter von 21–50 Jahren und einem Gewicht zwischen 53 und 100 kg sowie einer Diabetes-Dauer von 2,7 bis 18 Jahren mit klinisch stabilem insulinpflichtigen Typ-I-Diabetes ($HbA_{1c} < 10,0\%$) aufgenommen. Die Insulinbehandlung mußte mindestens 6 Monate vor Aufnahme in die Studie begonnen worden sein. Als Einschlußkriterium wurde die Ausprägung der Neuropathie anhand der Warm-Kalt-Diskriminationsschwellen beider Füße überprüft. Diese mußten an zwei Voruntersuchungstagen innerhalb 2–4 Wochen mindestens eine Standardabweichung oberhalb altersabhängiger Normalwerte liegen, und die Variation beider Messungen sowohl rechts als auch links durfte 30% nicht überschreiten. In Tabelle 1 sind die Grenzwerte der Kalt-Warm-Temperaturdiskrimination am Thenar bzw. Dorsum pedis für verschiedene Altersklassen aufgeführt. Nur die Werte am Dorsum pedis mußten zur Erfüllung des Einschlußkriteriums überschritten sein. Alle Patienten hatten ihr Einverständnis nach schriftlicher oder mündlicher Aufklärung zu erklären.

Von der Teilnahme an der Studie wurden Patienten mit vererbten Formen der Neuropathie, posttraumatischen Nervenschädigungen, multipler Sklerose oder anderen, nicht Diabetes-bedingten Neuropathien ausgeschlossen. Patienten mit malignen Erkrankungen, bekanntem Alkohol- oder Drogenabusus, schwerer arterieller Verschlußkrankheit, eingeschränkter Nierenfunktion (Kreatinin max. 1,5 mg/dl) wurden ebenfalls nicht aufgenommen.

Eine hochdosierte B-Vitamin-Therapie oder andere Neuropathie-spezifische Therapien durften während der letzten zwei Monate vor Studienbeginn nicht vorgenommen worden sein.

Tabelle 1. Grenzwerte der altersabhängigen Kalt-/Warm-Diskriminationsschwellen, die als Einschlußkriterien (nur Dorsum pedis) und zur Beurteilung der Neuropathie herangezogen wurden.

Altersbereich Jahre	Thenar °C	Dorsum pedis °C
10–19	1,7	4,0
20–29	2,1	5,1
30–39	2,5	6,5
40–49	2,9	8,3
50–59	3,5	10,5

Medikation

Zu Beginn der Studie, nach 6 und 12 Wochen erhielten die Patienten die Vitamin-Prüfmedikation oder ein identisch aussehendes Plazebo in Blöcken von 4 randomisiert zugeteilt. Jedes Vitamindragee enthielt 100 mg Thiamindisulfid (Vitamin B_1), 200 mg Pyridoxinhydrochlorid (Vitamin B_6) und 0,2 mg Cyanocobalamin (Vitamin B_{12}). Die Dragees konnten am Geruch nicht unterschieden werden. Jeder Patient sollte pro Tag 3 Dragees, jeweils morgens, mittags und abends über 18 Wochen einnehmen. Die Compliance wurde durch Zählen der zurückgegebenen Medikation überprüft.

Untersuchungsmethoden

Die Temperatursensibilität wurde anhand von Kalt-Warm-Diskriminationsschwellen sowie der Kalt-und Warmschwellen jeweils an Füßen und Händen mittels der Marstock-Methode [12] untersucht. Zur Anwendung kam das im Handel befindliche Gerät Thermotest (Somedic, Stockholm). Mit dieser Apparatur bestanden bereits hinlängliche Erfahrungen, so daß auch ein standardisiertes Untersuchungsprocedere gesichert war. Eine anschauliche Darstellung der Meßkurven gibt Abbildung 1. Aus diesen Meßkurven wurden die jeweiligen Temperaturdiskriminationswerte als Mittelwerte aus 5 aufeinanderfolgenden Messungen bestimmt. Vor jeder Untersuchung hatten sich die Patienten mindestens 20 Minuten an eine konstante Raumtemperatur von 20° C zu adaptieren.

Subjektive Beschwerden, wie z. B. Schmerzen in den oberen und unteren Extremitäten, wurden mit Rating-Skalen an allen Untersuchungstagen erfaßt.

Das Protokoll des Versuchsablaufs beinhaltete eine zweimalige Voruntersuchung innerhalb 2–4 Wochen zwecks Aufnahme der Patienten in die Studie. Danach schlossen sich 3 Untersuchungen in jeweils 6wöchigem Abstand sowie eine weitere Untersuchung nach einer Wash-out-Phase von 8 Wochen an.

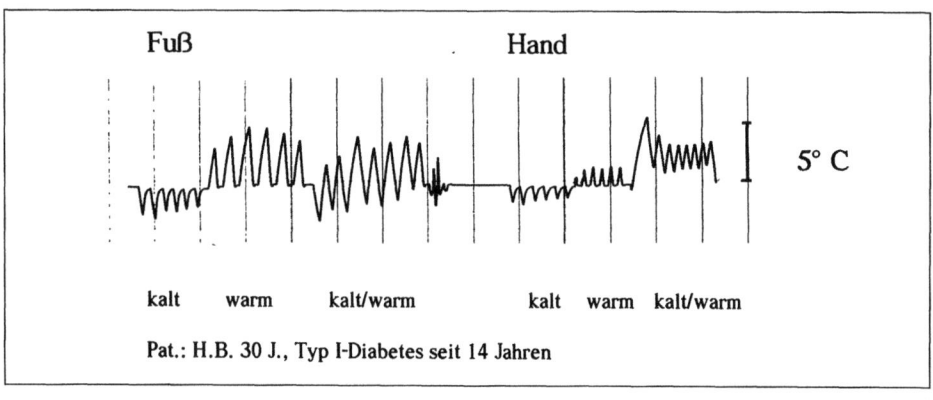

Abb. 1. Typische Originalregistrierung von Temperaturempfindungsschwellen an Fuß und Hand, ermittelt mit der Marstock-Methode.

Metabolische Untersuchungen, Ergebnisse

Zur glykämischen Kontrolle wurde an allen Untersuchungstagen der prozentuale Anteil des glykosylierten Hämoglobins (HbA_{1c}) sowie der Blutzuckergehalt standardgemäß bestimmt.

Patienten

Die in die Studie eingeschlossenen 33 Patienten teilten sich auf die Verum-Gruppe (n − 16) und Plazebo-Gruppe (n = 17) gleichmäßig auf. Beide Gruppen hatten nahezu gleich viel weibliche und männliche Patienten. In beiden Gruppen bestand hinsichtlich des Gewichtes der Patienten (73 bzw. 76 kg) kein relevanter Unterschied. Der Altersmedian war in der Verum-Gruppe mit 46 Jahren etwas größer als in der Plazebo-Gruppe mit 37 Jahren. Die Dauer des Diabetes war in der Verum-Gruppe mit 13,8 Jahren gegenüber der Plazebo-Gruppe mit 10,4 Jahren um 3,4 Jahre geringfügig länger. Beides könnte eine asymmetrische Gruppenaufteilung hinsichtlich der Schwere der Neuropathie bedeuten, findet jedoch in den Mittelwerten der Kalt-Warm-Diskriminationsschwellen an den Händen zu Beginn der Untersuchung keinen Niederschlag. Im wesentlichen kann daher hinsichtlich der Schwere der an den Aδ- und C-Fasern manifestierten Neuropathie von einer Gleichverteilung der Patienten in beiden Behandlungsgruppen ausgegangen werden.

Glykämische Kontrolle

Während des Medikationszeitraums veränderten sich die glykämischen Kontrollwerte nur geringfügig. Die HbA_{1c}-Werte stiegen im Mittel in der Verum-Gruppe von 8,39% um 0,23% und in der Plazebo-Gruppe von 8,31% um 0,41% geringfügig an (Abb. 2). Der Verlauf beider Kurven ist nahezu identisch, bei gegebener Stichprobengröße konnte kein signifikanter Unterschied festgestellt werden.

Der gleichzeitig miterfaßte Blutzucker unterlag deutlich größeren Schwankungen, wie dies für diesen Meßparameter auch zu erwarten war. Der ermittelte Kurvenverlauf (Abb. 3) zeigt eine Erniedrigung der Blutzuckerwerte durch die Behandlung mit dem Verum und eine Erhöhung für die Behandlung mit dem Plazebo während des Medikationszeitraums. Obwohl dieser Unterschied auf dem 5%-Signifikanzniveau gesichert ist, kommt ihm wohl keine klinische Relevanz zu.

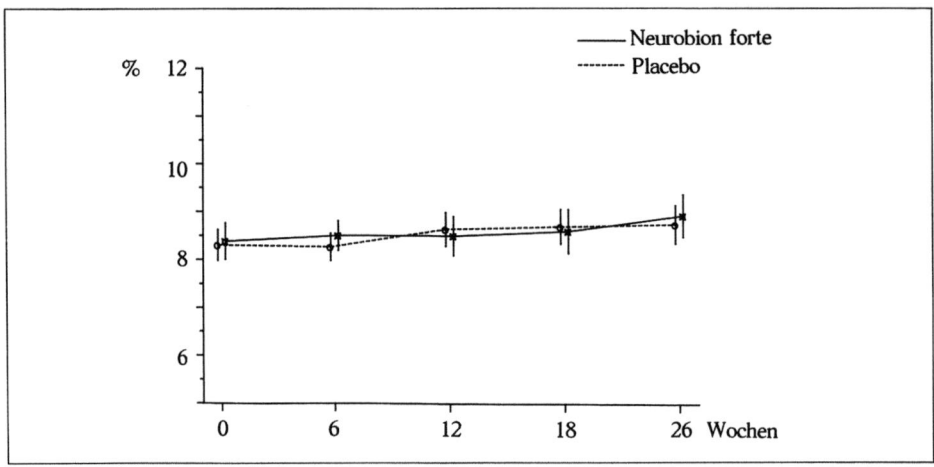

Abb. 2. Verlauf des glykosylierten Hämoglobins (HBA_{1c}, Gruppenmittelwerte mit SEM) während der Prüfperiode.

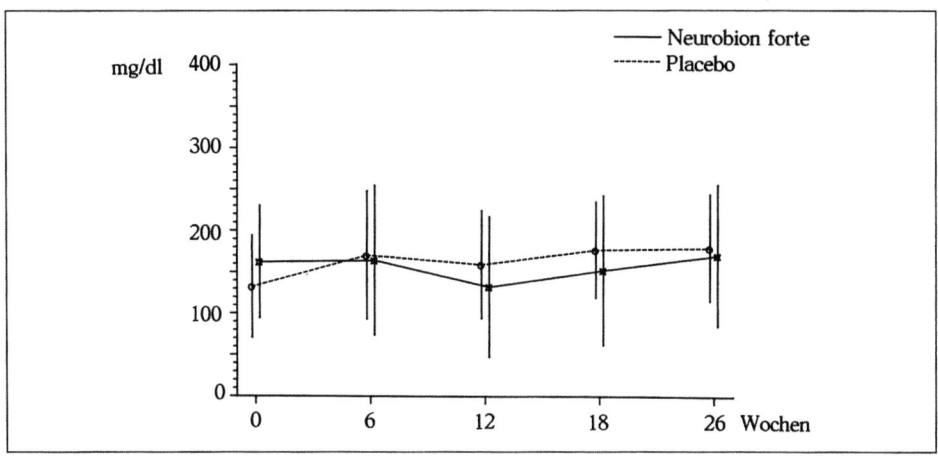

Abb. 3. Verlauf der Blutzuckerwerte (Gruppenmittelwerte mit Standardabweichung) während der Prüfperiode.

Temperaturschwellen

Für die in der Studie angewendete Marstock-Methode werden altersbezogene normative Kalt-Warm-Diskriminationsschwellen für die Hände und Füße angegeben. Die berücksichtigten Grenzwerte sind der Tabelle 1 zu entnehmen. Zwischen den Altersklassen kann ein kontinuierlicher Verlauf der Grenzwerte angenommen werden.

Zu Beginn der Studie wurden die Kalt-Warm-Diskriminationsschwellen an den Füßen in den Einschlußkriterien berücksichtigt. Für die Verum-Gruppe wurde eine mittlere Kalt-Warm-Diskriminationsschwelle von 10,1° C, für die Plazebo-Gruppe 9,8 °C ermittelt. Unter Berücksichtigung des mittleren Gruppenalters von 46 bzw. 37 Jahren liegen diese Werte um 1,8° C bzw. 3,3° C über den korrespondierenden Grenzwerten im klinisch ungünstigeren Bereich.

Die gemittelten Kalt-Warm-Diskriminationsschwellen der rechten Hand lagen zu Beginn der Studie bei beiden Gruppen im Mittel bei 2,8° C. Bezogen auf den jeweiligen Altersdurchschnitt entspricht dies für die Verumgruppe dem Grenzwert. Für die etwas jüngere Plazebo-Gruppe bedeutet dies, daß der Anfangswert bereits um 0,3° C über dem altersentsprechenden Grenzwert hinaus im klinisch ungünstigeren Bereich liegt. Dieser Unterschied ist jedoch noch wesentlich kleiner als die Standardfehler beider Mittelwerte, so daß er als nicht relevant angesehen werden muß.

Nach diesen Ergebnissen ist die periphere Neuropathie bei den untersuchten Patienten an den Händen im Vergleich zu den Füßen deutlich weniger ausgeprägt. Dies entspricht der Literatur [25].

Die getrennt untersuchten Kalt- oder Warmschwellen an der Hand deuten ebenfalls auf eine relativ gute Gruppenhomogenität hin. Es kann daher davon ausgegangen werden, daß für beide Behandlungsgruppen eine sehr ähnliche Ausgangslage bei allen untersuchten Temperaturschwellen vorgelegen hat.

Einfluß der B-Vitamin-Therapie auf die Temperatursensibilität

Im Verlauf der 18wöchigen Behandlung mit B-Vitaminen verbesserte sich die Temperatursensibilität an den Händen deutlich. Die Auswirkungen der Vitaminbehandlung waren sowohl bei den Kalt- oder Warmschwellen als auch bei der Kalt-Warm-Diskriminationsschwelle feststellbar (Abb. 4 a-c). In der Verum-Gruppe äußerte sich dies in einem deutlichen Absinken aller Temperaturschwellen, während dagegen in der Plazebo-Gruppe ein leichter Anstieg, gleichbedeutend mit einer Verschlechterung, zu verzeichnen war. Die ermittelten Unterschiede zwischen beiden Behandlungsgruppen sind statistisch signifikant. Eine Auflistung dieser Daten findet sich in Tabelle 2.

Die Temperatursensibilität an den Füßen konnte dagegen durch eine B-Vitaminbehandlung nicht signifikant beeinflußt werden. Zwar nahmen die Temperaturschwellen an den Füßen ebenfalls ab, jedoch war ein medikationsspezifischer Unterschied statistisch nicht belegbar.

Klinische Untersuchungen

In Übereinstimmung mit einer verbesserten Temperatursensibilität an den Händen gingen auch die Schmerzbeschwerden in den oberen Extremitäten in der mit B-Vitaminen behandelten Gruppe zurück, während sie in der Plazebo-Gruppe sogar zunahmen. Die Wash-out-Phase veränderte dieses Ergebnis praktisch nicht. Dies deutet auf eine die Behandlung überdauernde Wirkung der B-Vitamine hin (Tabelle 3).

Nur etwa 1/5 der Patienten (7 von 32) klagten über Schmerzsymptome in Händen und Armen. Dies ist auf die generell weniger starke Ausprägung der Neuropathie in den oberen Extremitäten zurückzuführen. Dennoch ist der Rückgang der Schmerzbeschwerden in den oberen Extremitäten statistisch signifikant ($p = 0{,}0063$; U-Test, einseitige Fragestellung). Doppelt soviel Patienten (14 von 32) klagten über Schmerzen in Füßen und Beinen. Auch hier führte die B-Vitaminbehandlung zu einem stärkeren Rückgang der Schmerzen (Tabelle 4).

In der Verum-Gruppe verbesserten sich 6 Patienten, während ebenfalls 6 ihre Beschwerden als unverändert angeben. In der Plazebo-Gruppe verbesserten sich nur 2 Patienten.

Unter Berücksichtigung der Gruppengröße haben sich die Schmerzen in den unteren Extremitäten bei 40% der Patienten der B-Vitamin-Gruppe gegenüber nur 12% in der Plazebo-Gruppe verbessert.

Nach Absetzen der Medikation gaben die Patienten der Plazebo-Gruppe praktisch keine weitere Veränderung ihrer Schmerzen an. In der Verum-Gruppe tritt jedoch bei weiteren 5 Patienten eine Besserung ein, andererseits verschlechterte sich die Situation wiederum bei 3 Patienten.

Unerwünschte Arzneimittelwirkungen

Das Auftreten von unerwünschten Arzneimittelwirkungen wurde bei jedem Untersuchungstermin erfragt. Danach traten keine auf die Therapie mit B-Vitaminen zurückzuführenden Nebenwirkungen auf.

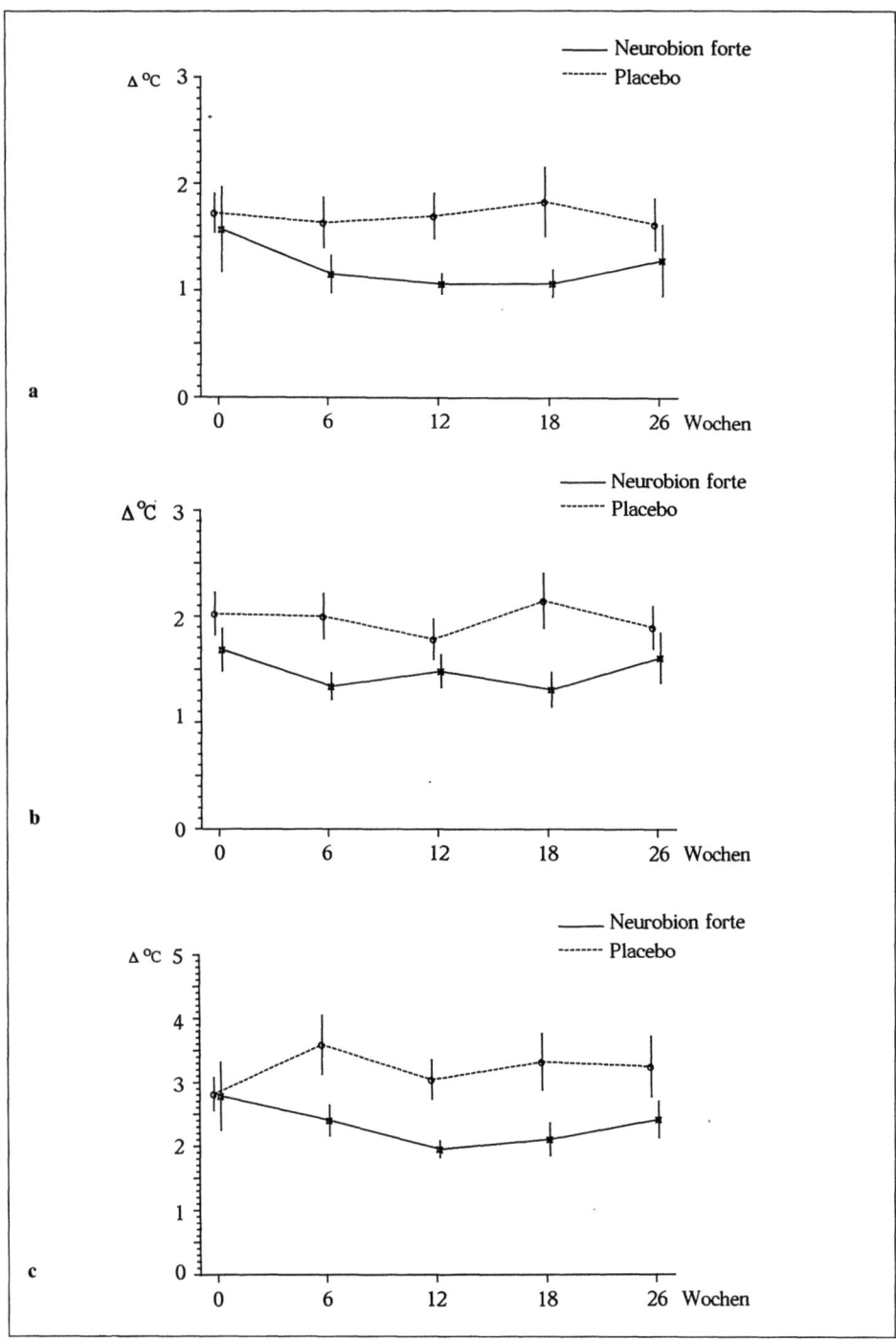

Abb. 4. Erniedrigung der Temperaturschwellen an der rechten Hand für Kalt- (a) und Warm-Reize (b), jeweils ausgehend von 30° C, sowie der Kalt-/Warm-Diskrimination (c). Aufgetragen sind Gruppenmittelwerte mit SEM.

Tabelle 2. Temperaturschwellen an den Händen vor und nach 18wöchiger Therapie mit B-Vitaminen oder Plazebo. Die p-Werte beziehen sich auf die unterschiedliche Änderung der Temperaturschwellen in den Medikationsgruppen.

Temperatur-schwelle °C Mittelwerte	B-Vitamin-Gruppe			Plazebo-Gruppe			Varianzanalyse p-Werte einseitige Fragestellung
	vor	nach	Δ %	vor	nach	Δ %	
Kaltschwelle	1,6	1,1	− 31,3	1,7	1,8	+ 5,9	0,021
Warmschwelle	1,7	1,3	− 23,4	2,0	2,2	+ 17,9	0,040
Kalt-Warm-Diskriminations-schwelle	2,8	2,1	− 25,0	2,8	3,3	+ 17,9	0,0043

Tabelle 3. Schmerzen an Händen und Armen zu Beginn, nach 18 Wochen Behandlung und nach weiteren 8 Wochen Wash-out-Phase.

		Neurobion forte N	Plazebo N
Eingangsunters.	keine	11	14
	leicht (+)	1	0
	mäßig (++)	3	3
	stark (+++)	0	0
nach 18 Wochen	verschlechtert	0	2
	unverändert	11	15
	verbessert	4	0
nach 26 Wochen gegenüber 18 Wochen	verschlechtert	1	1
	unverändert	14	15
	verbessert	0	1

Tabelle 4. Schmerzen an Füßen und Beinen zu Beginn, nach 18 Wochen Behandlung und nach weiteren 8 Wochen Wash-out-Phase.

		Neurobion forte N	Plazebo N
Eingangsunters.	keine	7	11
	leicht (+)	3	3
	mäßig (++)	5	2
	stark (+++)	0	1
nach 18 Wochen	verschlechtert	3	3
	unverändert	6	12
	verbessert	6	2
nach 26 Wochen gegenüber 18 Wochen	verschlechtert	3	0
	unverändert	7	16
	verbessert	5	1

Diskussion

Die Ergebnisse der Studie belegen eine deutliche Verbesserung der Temperatursensibilität an den Händen und der Schmerzsymptomatik an den oberen und unteren Extremitäten unter der B-Vitamin-Therapie.

Die Ätiologie der Pathogenese der diabetischen Neuropathie ist noch nicht vollständig geklärt und wird nach dem heutigen Kenntnisstand als multifaktoriell angesehen [1]. Eine große pathologische Bedeutung wird der Sorbitolanreicherung in der Nervenzelle beigemessen, aus der verschiedene anormale Stoffwechselwege in der Zelle resultieren. Generell akzeptiert ist, daß als primäre Ursache der Neuropathie eine axonale Schädigung vorliegt. Mögliche pathogene Mechanismen betreffen daher funktionelle und strukturelle Eigenschaften des Axons, wie z. B. Verlangsamung des axonalen Transportes [22], Veränderung der elektrischen Erregbarkeit der Nervenmembran durch Inhibition der Na^+/K^+-ATPase-Aktivität [8] und strukturelle Veränderungen der Nervenmembran selbst [7].

Die in die Studie aufgenommenen insulinpflichtigen Typ-I-Diabetes-Patienten zeigten alle als frühes Zeichen einer $A\delta$- und C-Faser-Schädigung eine verminderte Temperatursensibilität. Ein Teil der Patienten war bereits klinisch symptomatisch und äußerte das typische Beschwerdebild der diabetischen „painful small fiber neuropathy".

Da die glykämischen Kontrollwerte (HbA_{1c}) für beide Gruppen nahezu identisch blieben, kann der Behandlungserfolg in der Verum-Gruppe nicht durch eine unterschiedliche Kontrolle des Diabetes während des Medikationszeitraumes erklärt werden. Die Verbesserung der Schmerzsymptomatik und der Temperatursensibilität ist daher im Zusammenhang mit der Vitamintherapie zu sehen.

Die Temperatursensibilität an den Füßen konnte aber durch die Medikation nicht signifikant beeinflußt werden. Vermutlich, weil die Neuropathie an den unteren Extremitäten schon fortgeschritten war. Die Grenzwerte für die Temperaturschwellen wurden nämlich an den Beinen deutlich überschritten. Die diabetische Neuropathie ist in der Regel an den unteren Extremitäten, möglicherweise aufgrund der größeren Länge der Nervenfasern, deutlicher ausgeprägt als an den oberen Extremitäten [25]. Der Behandlungserfolg der Vitamintherapie auf die Temperatursensibilität in den oberen Extremitäten könnte daher mit einer besseren Beeinflußbarkeit des neuropathologischen Geschehens zu einem früheren Zeitpunkt der Erkrankung erklärt werden.

Bei Patienten mit Schmerzbeschwerden trat analog durch die Vitaminmedikation eine Besserung auf.

Pharmakologische Untersuchungen geben Hinweise auf mögliche Wirkansätze der Vitamine B_1, B_6 und B_{12}. Becker et al. [2] weisen eine regenerationsfördernde Wirkung dieser Vitamine nach experimenteller Schädigung des Nervus saphenus durch Kälteläsion nach, die insbesondere auf die Vitamine B_1 und B_6, aber auch auf Vitamin B_{12} bei gleichzeitiger Anwendung zurückzuführen ist [3]. Die alleinige Anwendung jeweils eines dieser Vitamine führte jedoch in keinem Fall zu einer Förderung der Regeneration [4, 16]. Eine Beschleunigung der Regeneration durch die Vitamine B_1, B_6 und B_{12} ließ sich auch bei Alloxan-induzierter diabetischer Neuropathie nachweisen [13, 17].

Elektrophysiologische Untersuchungen an Schwanznerven von Ratten belegen einen mildernden Einfluß auf die mit Streptozotocin induzierte diabetische Neuropathie [20, 21]. Reeh et al. [20] zeigen am gleichen Tiermodell, daß die B-Vitamine insbesondere einen Abfall der Nervenleitgeschwindigkeit unter tetanischer hochfrequenter (90 Hz) Stimulation im Vergleich zu gesunden Kontrollen und unbehandelten diabetischen Tieren deutlich entgegenwirken, und diskutieren diesen pharmakologischen Effekt im Zusammenhang mit einer Steigerung der Na^+/K^+-ATPase-Aktivität. Fox und Duppel

[11] folgern aus ihren Untersuchungen am isolierten Froschnerven, daß Vitamin B_1 in Form seiner physiologisch in der Nervenzellenmembran bedeutsamen Di- und Triphosphate einen stabilisierenden Effekt auf die Natrium- und Kaliumströme am Ranvierschen Schnürring hat.

Die pharmakologischen Befunde belegen eine Wirkung der B-Vitamine an der geschädigten Nervenzelle, die auch bei der Behandlung der diabetischen Neuropathie des Menschen bedeutsam sein könnten.

Die Ergebnisse dieser Studie lassen keinen Zweifel an einer positiven Beeinflussung der diabetischen Neuropathie in einem frühen Stadium zu. Inwieweit eine B-Vitamintherapie schon im Vorfeld der Etablierung einer diabetischen Neuropathie bei klinisch asymptomatischen Diabetikern die Entwicklung einer Polyneuropathie zu verzögern oder zu verhindern vermag, ließe sich nur durch eine entsprechend angelegte Langzeit-Interventionsstudie überprüfen.

Zusammenfassung

In einer plazebokontrollierten, doppelblinden Pilotstudie an insgesamt 33 Patienten mit klinisch stabilem insulinpflichtigen Typ-I-Diabetes kam es im Verlauf einer 18wöchigen Behandlung mit Neurobion® forte (Tagesdosis 3 Dragees – 300 mg Vitamin B_1, 600 mg Vitamin B_6 und 0,6 mg Vitamin B_{12}) zu einer statistisch signifikanten Verbesserung der Temperatursensibilität der Hände (Kalt-/Warmschwelle (0,0043), Warmschwelle (0,040), Kaltschwelle (0,021); p-Werte für Meßwerte rechte Hand in Klammern).

Während des Medikationszeitraums stiegen die glykämischen Kontrollwerte (glykosyliertes Hämoglobin HbA_{1c}) im Mittel in der Verumgruppe von 8,39% um 0,23% und in der Plazebogruppe von 8,31% um 0,41% nur geringfügig an. Der Behandlungserfolg kann daher nicht auf einer unterschiedliche Kontrolle des Diabetes in den Medikationsgruppen zurückgeführt, noch durch eine Verbesserung zugunsten der Verumgruppe während des Medikationszeitraumes erklärt werden und ist daher im Zusammenhang mit der Vitamintherapie zu sehen.

Bei Patienten mit Schmerzbeschwerden in Händen und Armen verbesserten sich diese durch die Vitaminmedikation signifikant gegenüber Plazebo. Dieser Befund steht möglicherweise im Zusammenhang mit der verbesserten Temperatursensibilität, da in beiden Fällen die gleichen Nervenfasertypen ($A\delta$-, C-Fasern) involviert sind.

Literatur

1. Anonymus (1989) Diabetic Neuropathy. The Lancet 1113–1114
2. Becker KW, Kienecker E-W, Dick P (1990) A contribution to the scientific assessment of degenerative and regenerative processes in peripheral nerve fibers following axonotmesis under the systemic administration of vitamins B_1, B_6, B_{12} – light and electronmicroscopy findings in the saphenus nerve of the rabbit. Neurochirurgia 33: 113–121
3. Becker KW, Kienecker E-W, Bonke D (1991) Influence of B-vitamins on nerve lesions in the saphenous nerve of rabbits. Third IBRO World Congress of Neuroscience Abstract (submitted)
4. Becker KW, Kienecker E-W (1991) Beeinflussung experimentell induzierter Nervenläsionen durch B-Vitamine. Morphologische Untersuchungen am N. saphenus von Kaninchen. In: Rietbrock N (Hrsg) Pharmakologie und klinische Anwendung hochdosierter B-Vitamine. Steinkopff, Darmstadt, pp 37
5. Bernstein AL, Lobitz CS (1988) A clinical and electrophysiological study of the treatment of painful diabetic neuropathies with pyridoxine. In: Leklem, JE, Reynolds RD (eds) Clinical and physiological applications of vitamin B_6. Liss, New York, pp 415–423

6. Bertelsmann FW, Heimans JJ, Van Rooy JCGM, Dankmeijer HF, Visser SL, Van der Veen EA (1987) Peripheral nerve function in patients with painful diabetic neuropathy treated with continuous subcutaneous insulin infusion. J Neurol Neurosurg Psychiat 50: 1337–1341
7. Brown MJ, Summer AJ, Green DA, Diamond S, Asbury AK (1980) Distal neuropathy in experimental diabetes mellitus. Ann Neurol 8: 168–178
8. Brown MJ, Asbury AK (1984) Diabetic Neuropathy. Ann Neurol 15: 2–12
9. Collens WS, Rabiner AM, Zilinsky JD, Boas LC, Greenwald JJ (1950) The treatment of peripheral neuropathy in diabetes mellitus. Amer J Med Sci 219: 482–487
10. Dyck PJ, Brown M, Greene D, Jakobsen J, Pfeifer M, Porte D, Thomas P (1986) Does improved control of glycaemia prevent or ameliorate diabetic polyneuropathy? Ann Neurol 19: 288–290
11. Fox JM, Duppel W (1975) The action of thiamine and its di- and triphosphates on the slow exponential decline of the ionic currents in the mode of Ranvier. Brain Research 89: 287–302
12. Fruhstorfer H, Lindblom U, Schmidt G (1976) Method for quantitative estimation of thermal thresholds in patients. J Neurol Neurosurg Psychiatry 39: 1071–1075
13. Fukuda N, Ikeda H, Shino A, Iwatsuka H, Nagawa Y (1979) Effect of vitamin B_1, B_6 and B_{12} on the sciatic nerve in alloxan diabetic rats. Vitamins (Japan) 53: 513–521
14. Greene DA, Lattimer S, Ulbrecht J, Carroll P (1985) Clucose-induced alteration in nerve metabolism: current perspective on the pathogenesis of diabetic neuropathy and future directions for research and therapy. Diabetes Care 8: 290–9
15. Ide H, Fujiya S, Asanuma Y, Tsuji M, Salai H, Agishi Y (1987) Clinical usefulness of intrathecal injection of methylcobalamin in patients with diabetic neuropathy. Clin Ther 9: 183–192
16. Ikeda H, Fukuda N, Shino A et al. (1979) Potentiating effect of vitamin B_6 and B_{12} on the ameliorative action of vitamin B_1 on diabetic disorders of the sciatic nerve in the rat. Vitamins (Japan) 53: 523–529
17. Iwata N, Matsumara M, Sakai Y (1979) Effects of vitamin B complex in functional changes of the peripheral nerve of alloxan-induced diabetic rats. Folia pharmacol Japan 75: 9–21
18. Lehmann WP, Haslbeck M, Müller J, Mehnert H, Strian F (1985) Frühdiagnose der autonomen Diabetes-Neuropathie mit Hilfe der Temperatursensibilität. DMW 110: 639–642
19. Pirart J (1978) Diabetes mellitus and its degenerative complications: a prospective study of 4400 patients observed between 1947 and 1973. Diabetes Care 1: 168–188, 252,263
20. Reeh PW, Dimpfel W, Sprühler M, Bonke D (1986) Influence of B vitamins in streptozotocin-induced peripheral neuropathy in diabetic rats. In: Himberg J-J, Tackmann W et al. (eds) B vitamins in medicine. Vieweg, Braunschweig, Wiesbaden, pp 63–73
21. Sakitama K, Saito K, Minako K, Aikawa M, Nago M, Ishikawa M (1989) Effects of vitamin B mixture on neuropathy in streptozotocin-induced diabetic rats. J Nutr Sci Vitaminol 35: 95–99
22. Sidenius P (1982) The axonopathy of diabetic neuropathy. Diabetes 31: 356–363
23. Strian F, Severin F, Müller J, Montag N (1984) Diagnose der diabetischen „painful small fibre neuropathy" mit Hilfe der Temperaturempfindlichkeitsschwellen. Nervenarzt 55: 103–107
24. Tong HI (1980) Influence of neurotropic vitamins on the nerve conduction velocity in diabetic neuropathy. Ann Acd Med S'pore 9: 65–70
25. Ziegler D, Mayer P, Wiefels K, Gries FA (1988) Assessment of small and large fiber function in long-term typ 1 (insulin dependent) diabetic patients with and without painful neuropathy. Pain 34: 1–10

Für die Verfasser:

Prof. Dr. med. H. U. Janka
Innere Abteilung des
Zentralkrankenhauses Bremen-Nord
Hammersbecker Straße 228
2820 Bremen 70

Der Beitrag von B-Vitaminen in der Therapie von Wirbelsäulensyndromen

E. M. W. Koch, A. Ehrhardt

Klinische Forschung der Cascan, Wiesbaden

Präparate mit den Vitaminen B_1, B_6 und B_{12} werden in der täglichen Praxis zur Behandlung von Schmerzen bei (degenerativen) Wirbelsäulenerkrankungen vor allem als Adjuvans für andere Therapeutika und Therapiemaßnahmen mit gutem Erfolg eingesetzt.

Die Möglichkeiten, klinische Wirksamkeitsprüfungen von Vitaminen mit klinisch relevanten und statistisch gesicherten Resultaten durchführen zu können, sind seit langem unter verschiedenen Aspekten diskutiert worden.

Die Schwierigkeiten, gesicherte Daten für die Wirksamkeit der Vitamine zu erarbeiten, ergeben sich aus

– der Heterogenität der Krankheitsbilder mit außerordentlich variablem Spontanverlauf,
– den unterschiedlichen Ursachen für die Schmerzentstehung und der individuellen Einstellung der Patienten (und der Ärzte) zur Schmerzsymptomatik,
– der Annahme einer im Vergleich zu starken Analgetika verhältnismäßig schwächeren pharmakodynamischen Wirkung der Vitamine bei Ausschluß eines Vitaminmangels,
– den nur langsam wachsenden Erfahrungen zur Methodologie der Prüfungen bezüglich Planung, Organisation, Durchführung und Auswertung.

Eine grundsätzliche Schwierigkeit besteht auch darin, relevante Kriterien zu finden, die allen klinischen und statistischen Ansprüchen entsprechen.

Unter den Gegebenheiten klinischer Prüfungen hat es sich als notwendig und sinnvoll erwiesen, die Wirkung bei kombinierter Anwendung von B-Vitaminen mit nichtsteroidalen Antiphlogistika (z. B. Diclofenac) zu registrieren und mit der zu vergleichen, die mit dem gleichen Antiphlogistikum alleine erzielt werden konnte.

Die Dosierungsrelation von Vitaminen zu Diclofenac, bei denen gesicherte Unterschiede nachweisbar sein konnten, mußten erst erprobt werden.

Trotz unterschiedlicher Ätiologie und Pathogenese der Wirbelsäulensyndrome sind die therapeutischen Grundsätze sehr einheitlich. Im Vordergrund steht die schnelle Schmerzbeseitigung.

Unter diesen Voraussetzungen wurde die Behandlungszeit, nach der die Patienten die Therapie schmerzfrei oder mit deutlicher Schmerzreduktion beenden konnten, als wichtigstes Zielkriterium für den Vergleich zwischen den Testpräparaten festgelegt.

Dieses Zielkriterium berücksichtigt auch die Forderung nach Dosisreduktion einzelner Bestandteile bei der Anwendung von Kombinationen, die aus Medikamenten mit gleicher Wirkung, aber unterschiedlichem Wirkungsmechanismus zusammengesetzt sind.

Es kann neben der schnellen Schmerzbehebung auch global eine Reduzierung potentieller Nebenwirkungen postuliert werden, da die frühere Therapiebeendigung das allgemeine Nebenwirkungsrisiko, das sich mit zunehmender Behandlungszeit vergrößert, vermindert.

Das Hauptzielkriterium „Behandlungsdauer" wurde dementsprechend grundsätzlich in den Prüfplänen der nachfolgend beschriebenen Prüfungen festgelegt und für den konfirmatorischen Teil der Auswertung verwendet. Die übrigen Variablen wurden in den deskriptiven Teil der Prüfpläne aufgenommen.

Die deskriptiven Teile der Prüfpläne wurden verwendet, um u. a. die Struktur der Patientenkollektive zu beschreiben, so daß gewisse Aussagen zur Allgemeingültigkeit der Prüfergebnisse möglich waren.

Das Signifikanzmuster dieser deskriptiven Tests diente außerdem der Unterstützung der Berechnungen im konfirmatorischen Teil.

Als wichtige Variable für den deskriptiven Teil der Prüfpläne in den Vergleichsprüfungen wurden festgelegt:

- Schmerzintensität (Patientenangaben unter Verwendung von Ordinalskalen)
- Schmerzintensität (Patientenangaben auf visullen Analogskalen von 10 cm Länge, linke Seite keine Schmerzen, rechte Seite sehr starke Schmerzen)
- Schmerzaspekte (Schmerzliste nach Hoppe mit den Schmerzdimensionen: Leiden, Angst, Schärfe und Rhythmik)
- Funktionstests (Finger-Boden-Abstand, Lasegue-Zeichen, Schober-Zeichen, etc.)

Von 1987 bis 1990 wurden in der Bundesrepublik 4 doppelblinde randomisierte klinische Vergleichsprüfungen durchgeführt, bei denen die Wirkung und Verträglichkeit von Diclofenac mit der von Diclofenac (jeweils gleiche Dosierung) + Vitamin B_1, B_6 und B_{12} verglichen wurde [1, 2, 3, 4].

Die Prüfungen werden nachfolgend mit P1, P2, P3 und P4 benannt.

An allen Prüfungen nahmen Patienten mit degenerativen Erkrankungen der Wirbelsäule mit akuter Schmerzsymptomatik teil. Die Patienten erhielten in einer Kapsel entweder eine Kombination aus Diclofenac und den Vitaminen B_1, B_6, B_{12} oder Diclofenac alleine. Die Prüfmedikationen waren bezüglich Aussehen und Geruch nicht voneinander zu unterscheiden und wurden in gleichen Verpackungen randomisiert an die Prüfteilnehmer ausgegeben. In allen Fällen wurde die Prüfmedikation 3 × täglich eingenommen.

Die Dosierungen (Tabelle 1) waren unterschiedlich. In 3 Prüfungen wurden 3 × täglich 50 mg Diclofenac bzw. 3 x täglich 50 mg Diclofenac + Vitamine B_1, B_6, B_{12} verabfolgt.

Um eine bessere Diskriminierung zwischen der Wirkung von Diclofenac alleine und der von Diclofenac mit Vitaminen zu erreichen, war bei der 4. Prüfung nur eine Behandlung mit 3 × täglich 25 mg Diclofenac (mit und ohne Vitamine) vorgesehen.

Bei der 2. Prüfung war der Vitamingehalt des Kombinationspräparates niedriger als der in den anderen 3 Prüfungen.

Medikamentöse antirheumatische Begleittherapien waren nicht zugelassen; physikalische Therapien, sofern sie nötig waren, mußten dokumentiert werden.

Tabelle 1. Prüfpräparate und Dosierung

P1: Diclofenac = 25 mg + Vit. B_1 = 50 mg; B_6 = 50 mg; B_{12} = 0,25 mg; 3 × täglich 2 Kapseln
P2: Diclofenac = 50 mg + Vit. B_1 = 50 mg; B_6 = 50 mg; B_{12} = 0,25 mg; 3 × täglich 1 Kapsel
P3: Diclofenac = 25 mg + Vit. B_1 = 50 mg; B_6 = 50 mg; B_{12} = 0,25 mg; 3 × täglich 2 Kapseln
P4: Diclofenac = 25 mg + Vit. B_1 = 50 mg; B_6 = 50 mg; B_{12} = 0,25 mg; 3 × täglich 1 Kapsel

Jeweils vor Prüfbeginn sowie am 3., 7. und 14. Behandlungstag (Ausnahme: Prüfung Nr. 4 – nur 7 Behandlungstage) wurden die wichtigsten Befunde erhoben und die entsprechenden Variablen registriert. Die Ergebnisse der einzelnen Prüfungen liegen in Form von Publikationen vor. Nachfolgend werden die Daten dieser Prüfungen in gepoolter Form zusammengefaßt.

Insgesamt wurden die Prüfungen an 982 Patienten durchgeführt (Tabelle 2). Das Durchschnittsalter war in beiden Gruppen jeweils vergleichbar; ebenso zeigten sich hinsichtlich der Geschlechtsverteilung (Tabelle 3) nur geringe Unterschiede.

Aus technischen Gründen schieden aus den Prüfungen 74 Patienten (7,5%) vorzeitig aus (Tabelle 4).

In Tabelle 5 sind die Angaben zu der jeweiligen Behandlungsdauer bis zur Schmerzfreiheit in allen Prüfungen zusammengefaßt.

Der sehr hohe Anteil der Patienten mit vorzeitiger Schmerzfreiheit in der Prüfung 4 läßt sich auf eine besondere Patientenauswahl und eine Besonderheit des Prüfplans zurückführen. Während die Prüfungen 1–3 in orthopädischen Praxen oder Ambulanzen von orthopäd. Kliniken durchgeführt wurden, die hauptsächlich Patienten mit längerer Anamnese der Wirbelsäulenerkrankungen rekrutierten, wurden bei der Prüfung 4 Patienten eines ärztlichen Dienstes und einer Praxis für Allgemeinmedizin aufgenommen. Die Patienten stellten sich dort mit akuten Wirbelsäulensyndromen vor und waren

Tabelle 2. Anzahl der in die Prüfung eingeschlossenen Patienten

	Diclofenac + Vit. B_1, B_6, B_{12}	Diclofenac
Prüfung 1	93	96
Prüfung 2	126	126
Prüfung 3	209	209
Prüfung 4	61	62
Durchschnittsalter	50	50
Summe der Patienten	489	493

Tabelle 3. Geschlecht (ohne drop outs)

	Diclofenac + Vit. B_1, B_6, B_{12}	Diclofenac
männlich	50%	46%
weiblich	50%	54%

Tabelle 4. Technische drop outs

	Diclofenac + Vit. B_1, B_6, B_{12}	Diclofenac
Prüfung 1	9	9
Prüfung 2	10	4
Prüfung 3	25	17
Summe	44	30

Tabelle 5. Behandlungsdauer der Patienten bis zur Schmerzfreiheit (ausschließlich UAW und techn. Gründe)

	Diclofenac + Vit. B_1, B_6, B_{12}		Diclofenac	
	≤ 7 Tg.	> 7 Tg.	≤ 7 Tg.	> 7 Tg.
Prüfung 1	19	65	7	80
Prüfung 2	19	97	10	112
Prüfung 3	53	131	48	144
Prüfung 4	51	10	32	29
Summe	142	303	97	365
Summe in %	32	68	21	79

($p < 0.01$)

orthopädisch nicht vorbehandelt. Bei der Auswahl dieser Patienten wurde berücksichtigt, daß die Schmerzen innerhalb von 7 Tagen zu behandeln sein müßten. Außerdem war speziell bei dieser Prüfung eine erste Entscheidung über das vorzeitige Ende oder die Weiterführung für den 3. bis 4. Behandlungstag festgelegt und strikt eingehalten worden. 49% der Patienten, die Diclofenac B-Vitamine erhielten, und 25% der Patienten, die Diclofenac alleine eingenommen hatten, konnten die Prüfung bereits nach 3–4 Tagen wegen Schmerzfreiheit beenden. Außerdem schieden auch 6 Patienten (Diclofenac + Vitamine) und 13 Patienten (Diclofenac alleine) wegen unzureichender Wirkung bereits nach 3 Tagen aus.

Mit allem Vorbehalt gegen die nachträglich in dieser Weise zusammengestellten Resultate bleibt festzustellen, daß unter Berücksichtigung von über 900 Patienten mit Wirbelsäulensyndromen ein durchschnittlicher Unterschied von 11%-Punkten zugunsten der Diclofenac-Vitamin-Kombination resultierte.

Die Überlegenheit der Diclofenac-B-Vitamin-Kombination in dieser Hauptzielgröße ist demnach als gesichert anzusehen.

Dieser Unterschied in der Wirkung ist bei der Auswertung der deskriptiven Zielgrößen ebenfalls festzustellen.

Es ist allerdings auffällig (Tabelle 6), daß die subjektiven Angaben der Patienten zur Schmerzsymptomatik dann zum Nachweis von Unterschieden in beiden Behandlungsgruppen führten, wenn die Symptomatik in der Ausgangslage als sehr stark bezeichnet wurde. Aus Tabelle 7 ist ersichtlich, daß sich bei Ausgangslagen mit weniger starken Schmerzintensitäten kaum Möglichkeit zur Diskriminierung des Behandlungserfolgs zwischen beiden Prüfmedikamenten ergaben.

Zur Erfassung des subjektiven Schmerzempfindens der Patienten diente die Schmerzliste nach Hoppe in 3 Prüfungen. Hierbei wurde berücksichtigt, daß Schmerz sich nicht nur auf eine einzelne Empfindung bezieht, sondern daß damit ein mehrdimensionales Erleben umschrieben wird, das eine größere Zahl von Schmerzqualitäten einschließt. Grundsätzlich wird hierbei unterschieden zwischen der affektiven und der sensorischen Kategorie. Die Hoppe-Liste ermöglicht eine Unterteilung des Schmerzerlebens in die Faktoren „Schmerzleiden", „Angst", „Schärfe" und „Rhythmik". Die beiden ersten werden als affektive Schmerzfaktoren angesehen, Schärfe und Rhythmik dagegen als sensorische.

Der Vergleich der Score-Summen aus den Prüfungen 1–3 zwischen den beiden Behandlungsgruppen (Tabelle 8) zeigt, daß sich mit Hilfe dieses Instrumentes bei einer großen Anzahl von Patienten (nachträglich zusammengestellt) ein deutlicher Vorteil zugunsten der Diclofenac-Vitamin-Kombination errechnen läßt. Dieser Unterschied

Tabelle 6. Schmerzsymptomatik, sehr starke Schmerzen

	Diclofenac + Vit. B_1, B_6, B_{12} vorher	7. Tag	Diclofenac vorher	7. Tag
Prüfung 1	52	13	59	23
Prüfung 2	10	0	9	1
Prüfung 3	42	0	34	1
Summe	104	13	102	25
Differenz in % ($p < 0.05$)		87,5		75

Tabelle 7. Schmerzsymptomatik, starke Schmerzen

	Diclofenac + Vit. B_1, B_6, B_{12} vorher	7. Tag	Diclofenac vorher	7. Tag
Prüfung 1	32	27	29	25
Prüfung 2	131	16	133	19
Prüfung 3	19	2	27	4
Summe	182	45	189	48
Differenz in %		75		75

Tabelle 8. Vergleich der Befunde (Score-Summen nach Hoppe) für die Prüfungen 1 – 3

	Diclofenac + Vit. B_1, B_6, B_{12} vorher	7. Tag	nachher	Diclofenac vorher	7. Tag	nachher
Prüfung 1	84	57	26	80	60	37
Prüfung 2	31	20	16	34	25	20
Prüfung 3	84	34	24	79	38	24
Summe der Scores	199	111	66	193	123	81
Differenz in %		44	67		36	58

ergibt sich hauptsächlich bei der Auswertung der sensorischen Faktoren „Schärfe" und „Rhythmik", während sich bei den Faktoren „Leiden" und „Angst" nur Tendenzen aufzeigen lassen.

Die visuelle Analogskala (Tabelle 9) wurde ebenfalls in 2 Prüfungen verwendet und hat sich bei der Auswertung bewährt. Mit Hilfe der Angaben lassen sich Unterschiede zwischen den beiden Behandlungsprinzipien eindeutig feststellen.

In Anbetracht der kurzen Prüfdauer konnten bei den beschriebenen Vergleichsprüfungen keine Unterschiede hinsichtlich der Inzidenz von unerwünschten Arzneimittelwirkungen festgestellt werden (Tabelle 10). Auffällig ist hierbei, daß sich die Angabe in Prüfung 4 deutlich von denen der anderen Prüfungen unterschieden, was auf die Unterschiede im Patientengut zurückzuführen sein dürfte.

Die Betrachtung aller Prüfergebnisse hat gezeigt, daß für die Auswertung derartiger Vergleichsuntersuchungen, unter Berücksichtigung der außerordentlich variablen Krankheitsbilder in der Ausgangslage, sehr große Fallzahlen benötigt werden, um sta-

Tabelle 9. Visuelle Analogskala (VAS) in mm (n = 60)

	Diclofenac + Vit. B_1, B_6, B_{12}		Diclofenac	
	Prüfung 2	Prüfung 4	Prüfung 2	Prüfung 4
1. Prüftag	67	65	65	63
nach 3 Tagen	53	25	54	38
nach 7 Tagen	39	8	45	16

Tabelle 10. Unerwünschte Arzneimittelwirkungen (UAW)

	Diclofenac + Vit. B_1, B_6, B_{12}	Diclofenac
Prüfung 1	20 (7*)	18 (8*)
Prüfung 2	18 (9*)	19 (5*)
Prüfung 3	35 (12*)	35 (7*)
Prüfung 4	1	1 (1*)
Summe	74 (28*)	73 (21*)
Summe in %	15 (6)	15 (4)

* Vorzeitige Abbrüche in den Prüfungen

tistisch und klinisch aussagekräftige Angaben zu den Wirkungen der Einzelpräparate und den Unterschieden zwischen beiden zu belegen.

Unter diesen Voraussetzungen bleibt auch die Frage offen, welche statistischen Modelle im einzelnen für derartige Prüfungen herangezogen werden dürfen. Ohne Zweifel werden bei derartigen Prüfungen viele unterschiedliche Beobachtungen vorgesehen und auch registriert. Deren Auswertung kann letztlich für die klinische Fragestellung von Bedeutung sein.

Es ergibt sich demnach die Notwendigkeit, bei der Auswertung derartiger Prüfungen auch mehrere Ebenen nebeneinander zu berücksichtigen und die Resultate für die Aufstellung einzelner Hypothesen zu verwenden.

Die Zusammenstellung von Daten aus vielen Prüfungen und die Einbeziehung vieler Variablen erweisen sich bei diesem komplexen Thema als ein mögliches Instrumentarium, um Aussagen über Behandlungseffekte vergleichend zu werten, wobei die Heterogenität der Schmerzentstehung bei vertebragenen Beschwerden ein zusätzliches Problem darstellt.

Aus diesem Grund scheint es gerechtfertigt, gezielte Prüfungen durchzuführen, bei denen die Prüfpräparate zur Behandlung von Krankheiten eingesetzt sind, die möglichst homogen sind und bei denen die Schmerzentstehung von pathogenetischer Seite klar definiert werden kann.

Unter diesem Aspekt wurde eine Vergleichsprüfung an Patienten mit aktivierter Gonarthrose durchgeführt, bei der (Tabelle 11) unterschiedliche Dosierungen von Diclofenac verwendet wurden.

Als Ergebnis dieser Pilotprüfung konnte festgestellt werden, daß der Therapieerfolg mit 75 mg Diclofenac/Tag + B-Vitaminen den mit 75 mg Diclofenac alleine übertraf und dem mit der doppelten Dosis Diclofenac sehr nahe kam (Tabelle 12).

Auch hierbei bieten sich neben der Auswertung des ärztlichen Gesamturteils weitere Zielvariablen an (z. B. Tab. 12 – Schmerzen bei Belastung – etc.), über deren Einbezie-

Tabelle 11. Alter (Mittelwert und Standardabweichung) aller Patienten

	N 75	N 150	D 75	D 150
Alter (Mittelw. ± Stdabw.)	54,6 (± 10)	50,4 (± 17)	50,2 (± 12)	52,6 (± 14)

N 75 = 3 × 1 Kps.: 25 mg Diclofenac
    + 50 mg Vitamin B_1
    + 50 mg Vitamin B_6
    + 0,25 mg Vitamin B_{12}

N 150 = 3 × 1 Kps.: 50 mg Diclofenac
    + 50 mg Vitamin B_1
    + 50 mg Vitamin B_6
    + 0,25 mg Vitamin B_{12}

D 75 = 3 × 1 Kps.: 25 mg Diclofenac

D 150 = 3 × 1 Kps.: 50 mg Diclofenac

Tabelle 12. Angaben zum Belastungsschmerz (Endergebnis)

	gebessert	unverändert	verschlechtert
N 75 (n = 28)	77,8%	22,2%	
N 150 (n = 24)	70,8%	29,2%	
D 75 (n = 29)	58,6%	37,9%	3,5%
D 150 (n = 22)	90,5%	9,5%	

hung in die statistischen Auswertungen noch zusätzliche Untersuchungen angestellt werden sollten.

Insgesamt lassen die Resultate aller aufgeführten Prüfungen die Schlußfolgerung zu, daß die positiven Erfahrungen der täglichen Praxis, durch den Zusatz von B-Vitaminen schnellere Beschwerdefreiheit bei schmerzhaften Erkrankungen der Wirbelsäule oder der Gelenke zu erzielen, durch klinische Prüfungen bestätigt werden können.

Als wichtigstes Zielkriterium hat sich die Behandlungsdauer bis zur Schmerzfreiheit herausgestellt.

Die Anwendung der Präparate in diesen Prüfungen mit den vielseitigen Symptomen dient in erster Linie der Patientenversorgung. Dementsprechend können Forderungen nach weiteren Differenzierungen in den Aus- und Einschlußkriterien und nach zu engen Ablaufvorschriften in den Prüfplänen nur mit Vorbehalt berücksichtigt werden.

Von besonderer Bedeutung bleibt jedoch die Frage nach dem jeweiligen Wirkbeitrag einzelner Komponenten, nicht zuletzt unter Berücksichtigung ihrer pharmakokinetischen Kenngrößen.

Die Erkenntnis, daß die Behandlungsdauer für die vergleichende Beurteilung der Wirksamkeit zu gesicherten reproduzierbaren Aussagen führen kann, ließ es gerechtfertigt erscheinen, Untersuchungen in diesem Sinne fortzusetzen.

Dabei wurde auf Vitamin B_{12} als den Bestandteil verzichtet, der wegen der äußerst geringen Resorption bei oraler Gabe nur wenig zur Wirksamkeit der Vitamin-B-Kombination beitragen dürfte.

Literatur

1. Brüggemann G, Koehler CO, Koch EMW (1990) Ergebnisse einer Doppelblindprüfung Diclofenac + Vitamin B_1, B_6, B_{12} versus Diclofenac bei Patienten mit akuten Beschwerden im Lendenwirbelsäulenbereich. Klin Wochenschr 68: 116–120
2. Kuhlwein A, Meyer HJ, Koehler CO (1990) Ersparung von Diclofenac durch B-Vitamine: Ergebnisse einer randomisierten Doppelblindprüfung mit reduzierten Tagesdosierungen von Diclofenac (75 mg Diclofenac versus 75 mg Diclofenac plus B-Vitamine) bei akuten Lendenwirbelsäulensyndromen. Klin Wochenschr 68: 107:115
3. Lettko M, Schwieger G, Pudel V (1986) Ergebnisse einer Doppelblindstudie, Neurofenac® gegen Diclofenac, zum Nachweis der additiven Wirksamkeit der B-Vitamine. Rheuma, Schmerz & Entzündung 8: 22–30
4. Vetter G et al. (1988) Verkürzung der Diclofenac-Therapie durch B-Vitamine. Ergebnisse einer randomisierten Doppelblindstudie, Diclofenac 50 mg gegen Diclofenac 50 mg plus B-Vitamine, bei schmerzhaften Wirbelsäulenerkrankungen mit degenerativen Veränderungen. ZRheumatol 47: 351–362

Für die Verfasser:

Dr. E. M. W. Koch
Klinische Forschung
Cascan GmbH und Co KG
Hohenstaufenstraße 7
6200 Wiesbaden

Doppelblinde, randomisierte Vergleichsprüfung von Diclofenac plus Vitamin B_1 und B_6 versus Diclofenac bei der Behandlung von Patienten mit akutem Lendenwirbelsäulensyndrom

A. Kuhlwein, E. M. W. Koch

Ärztlicher Dienst der Stadt Hamburg, Hamburg, Klinische Forschung der Cascan, Wiesbaden

Einleitung

Ein additiver Effekt der B-Vitamine, hauptsächlich in Kombination mit nichtsteroidalen Antiphlogistika, konnte in kontrollierten Doppelblindprüfungen vor allem an Patienten mit Schmerzen infolge degenerativer Wirbelsäulenleiden festgestellt werden [1, 2, 3, 4]. Die Anwendung einer Kombination aus Diclofenac und den Vitaminen B_1, B_6 und B_{12} führte zur schnelleren und deutlicheren Schmerzreduktion als die alleinige Anwendung von Diclofenac. Die Unterschiede waren besonders deutlich, wenn Diclofenac in der niedrigen Tagesdosis von 75 mg angewendet wurde. Der zusätzliche Effekt der Vitamine führt in diesen Versuchen zu einer gesichert schnelleren Beschwerdefreiheit und besseren Abschlußbeurteilung, so daß durch die additive Gabe von B-Vitaminen die Diclofenac-Dosis hinsichtlich der Therapiedauer und der Tagesdosis reduziert werden konnte [4]. Da der Einsatz von nichtsteroidalen Antiphlogistika (NSAR) mit dem Auftreten unerwünschter Arzneimittelwirkungen verknüpft ist, kann eine reduzierte NSAR-Dosis einen wesentlichen Vorteil für die Patienten darstellen.

In der nachfolgend beschriebenen Prüfung sollte untersucht werden, ob die Kombination aus Diclofenac und den Vitaminen B_1 und B_6 nach oraler Gabe im Vergleich zu Diclofenac alleine eine Überlegenheit in der Wirksamkeit zeigt wie Diclofenac plus Vitamin B_1, B_6, B_{12} in früheren Studien.

Patienten und Methodik

Zur Beantwortung dieser Fragen wurden 104 Patienten mit degenerativen Erkrankungen im Lendenwirbelsäulenbereich in diese doppelblinde, randomisierte Vergleichsprüfung eingeschlossen.

Als Einschlußkriterien galten:

- degenerative Erkrankungen im Lendenwirbelsäulenbereich (Lumbago/Ischialgie) mit akuter Schmerzsymptomatik seit weniger als 3 Tagen
- starke Bewegungseinschränkung
- Erklärung des Einverständnisses zur Teilnahme nach Aufklärung über Wesen, Bedeutung und Tragweite der klinischen Prüfung.

Entsprechend der Anamnese bzgl. der Chronozität der Erkrankung erfolgte die Zuordnung der Patienten nach folgenden Kriterien:

1. bis zu 3 Rezidive in der Anamnese
2. mehr als 3 Rezidive in der Anamnese

Folgende Patienten wurden von der Teilnahme an der Prüfung ausgeschlossen:

Patienten mit
- bekannter Überempfindlichkeit gegen Diclofenac oder andere nichtsteroidale Antirheumatika bzw. gegenüber den Vitaminen B_1 und B_6
- nachgewiesenem akutem Diskusprolaps oder Diskusprotrusion
- Magenulcera oder gastrointestinale Blutungen in den letzten 4 Wochen
- maligne Erkrankungen
- Störungen der Blutbildung
- Nieren- oder Leberfunktionsstörungen
- Schwangerschaft und Stillzeit
- Alkohol- und/oder Drogenabusus
- medikamentöse Begleittherapie mit analgetischer/antiphlogistischer Komponente und physikalische Begleittherapie innerhalb der ersten 3 Tage der Prüfung
- Teilnahme an einer anderen klinischen Prüfung während oder bis 3 Wochen vor Therapiebeginn.

Prüfmedikation

Die Patienten wurden für maximal eine Woche mit jeweils 3 × 1 Kapsel Diclofenac 25 mg bzw. Diclofenac 25 mg plus Vitamin B_1 und B_6 (Tagesdosis 75 mg Diclofenac vs. 75 mg Diclofenac, 150 mg Vitamin B_1, 150 mg Vitamin B_6) behandelt.

Die beiden Prüfmedikationen waren äußerlich nicht voneinander zu unterscheiden.

Begleitmedikationen mit analgetischer/antiphlogistischer Komponente waren über den gesamten Prüfzeitraum untersagt, das gleiche galt für die physikalische Therapie während der ersten 3 Tage.

Prüfablauf und Prüfkriterien

Zu Beginn der Behandlung (Prüftag 1), nach 3 Tagen (Prüftag 2) sowie nach einer Woche (Prüftag 3) wurden zur Beurteilung der Schmerzintensität folgende Parameter erhoben:

- visuelle Analogskala (zur Beurteilung des Schmerzes am Tage der Untersuchung sowie in der vorangegangenen Nacht). Hierbei markierten die Patienten auf einer 10 cm langen Linie (links keine Schmerzen, rechts sehr starke Schmerzen) die Position, die ihrer Schmerzintensität zum gegebenen Untersuchungstermin entsprach.
- Angaben zur Schmerzintensität und Häufigkeit in Ruhe und bei Bewegung entsprechend einem Score-System (0 = kein, 1 = leichter, 2 = mäßiger, 3 = starker Schmerz).

Die Bewegungs- und Funktionsfähigkeit der Lendenwirbelsäule wurde mit Hilfe der folgenden Tests beurteilt:

- Schober'sches Zeichen
- Lasègue-Zeichen
- Finger-Boden-Abstand bei Inklination

Auf der Grundlage dieser Befunde entschied der Prüfarzt am 3. Tag nach folgenden Kriterien:

1. Schmerzsymptomatik und Bewegungseinschränkung im LWS-Bereich vollständig beseitigt; keine weitere Therapie notwendig, Beendigung der Prüfung.
2. Schmerzsymptomatik und Bewegungseinschränkung teilweise gebessert; Fortsetzung der Therapie für weitere 4 Tage.
3. Schmerzsymptomatik und Bewegungseinschränkung unverändert bzw. verschlechtert; Abbruch der Therapie.

Biometrische Auswertung

Für die vergleichende Auswertung der Hauptzielgröße wurde die Anzahl der Patienten, die wegen Beschwerdefreiheit die Prüfung vorzeitig beenden konnten bzw. wegen unzureichenden Therapieerfolges vorzeitig abbrechen mußten, gegenübergestellt und im Chi-Quadrat-Test auf gesicherte Unterschiede geprüft. Ebenfalls mit dem Chi-Quadrat-Test wurden die Angaben zur Beschwerdeintensität vor und nach der Prüfung getestet.

Für die Vergleiche der Bewegungsfunktionen und der Angaben in den visuellen Analog-Skalen wurden aus den jeweiligen Ausgangs- und Endbefunden Differenzen gebildet, die im U-Test nach Wilcoxon, Mann und Whitney für unverbundene Versuchsanordnung getestet wurden.

Die Angaben zur Verträglichkeit wurden vergleichend gegenübergestellt.

Ergebnisse

Von den insgesamt 104 Patienten erhielten 52 die B-Vitamin-/Diclofenac-Kombination und weitere 52 nur Diclofenac. Die Gruppen wiesen bzgl. Alter, Geschlecht, Häufigkeit der Rezidive und Schmerzhäufigkeit keine Unterschiede auf. Ein Patient aus der B-Vitamin-/Diclofenac-Gruppe wurde von der Auswertung ausgenommen, da er sich als nicht compliant erwies (Tabelle 1).

Tabelle 1. Demographische Daten der Patienten.

	Diclofenac plus Vitamin B_1, B_6	Diclofenac
Patienten (n)	52	52
• weiblich	13	17
• männlich	39	35
Alter (in Jahren)		
• Median	42,5	42
• Minimum, Maximum	18 – 62	24 – 65
Beruf		
• leicht	24	22
• mittelschwer	23	22
• schwer	5	6
Drop out		
• mangelhafte Compliance	1	–

Bereits nach 3 Behandlungstagen konnten 35 % der Patienten mit der B-Vitamin-/Diclofenac-Kombination die Therapie wegen Schmerzfreiheit beenden. Ein vorzeitiges Therapieende wegen Schmerzfreiheit war in der Diclofenac-Gruppe nur bei 11 % der Patienten möglich. Der Unterschied ist statistisch gesichert ($p < 0.01$, Chi-Quadrat-Test); (Tabelle 2).

Anhand der berechneten Differenzen auf der visuellen Analogskala zwischen Tag 3 und Prüfungsbeginn ergab sich bei vergleichbaren Werten in der Ausgangslage eine deutliche Überlegenheit der B-Vitamin-/Diclofenac-Kombination, sowohl beim Tag- als auch beim Nachtschmerz. Der Unterschied zwischen beiden Gruppen ist beim Tagschmerz signifikant (Tabelle 3).

Die Überlegenheit zugunsten der Vitamin-Kombination war auch bei den Angaben zur Schmerzintensität nachweisbar: sowohl bzgl. des Bewegungs- als auch des Ruheschmerzes gaben in der Vitamin-Gruppe signifikant mehr Patienten Schmerzfreiheit bereits nach 3 Tagen an als in der Diclofenac-Gruppe (Tabelle 4).

Bei den Bewegungs- und Funktionsparametern wurden wiederum mit dem Kombinations-Präparat bessere Ergebnisse erzielt, die für das Laseque-Zeichen gesichert werden konnten (Tabelle 5).

Die Beurteilungen der Verträglichkeit beider Prüfmedikationen sind in Tabelle 6 zusammengestellt.

Unerwünschte Wirkungen wurden für beide Präparate weder spontan noch auf gezieltes Fragen hin angegeben.

Die Überlegenheit der B-Vitamin-/Diclofenac-Kombination gegenüber Diclofenac spiegelt sich auch in der Abschlußbeurteilung des Therapieerfolges wider: Für die

Tabelle 2. Entscheidung über vorzeitige Therapiebeendigungen nach 3 Behandlungstagen.

	Diclofenac plus Vitamin B_1, B_6	Diclofenac
Schmerzsymptomatik vollständig beseitigt	18 (35%)	6 (11%)
Schmerzsymptomatik unverändert bzw. verschlechtert	4 (8%)	10 (19%)
$p < 0,01$		

Tabelle 3. Visuelle Analogskala: Schmerzen bei Tag (Mittelwerte in mm; ± SD, bei Behandlungsbeginn, nach 3 Tagen und nach 7 Tagen)

	Diclofenac plus Vitamin B_1, B_6			Diclofenac		
Tag	n	MW ±	SD (mm)	n	MW ±	SD (mm)
1	51	63,7	12,6	52	69,2	11,0
3	51	32,0	23,4	52	46,3	23,3
7	29	9,2	14,0	35	17,5	17,7

Differenz 1. Tag – 3. Tag: Diclofenac plus Vitamin B_1, B_6 > Diclofenac; $p < 0,05$

Tabelle 4. Schmerzsymptomatik bei Bewegung und Ruhe nach 3 Behandlungstagen.

	Diclofenac plus Vitamin B_1, B_6	Diclofenac
Verbesserung von mäßig bzw. stark nach leicht oder keine Schmerzsymptomatik bei Bewegung	46%	20% ($p < 0,05$)
Verbesserung von mäßig bzw. stark nach leicht oder keine Schmerzsymptomatik bei Ruhe	72%	52% ($p < 0,05$)

Tabelle 5. Das Lasègue-Zeichen als Funktionsparameter im Verlauf der Prüfung; teststatistische Berechnung bezüglich der Differenzen: von PT 2 – PT 1 sowie PT 3 – PT 1.

	Diclofenac plus Vitamin B_1, B_6	Diclofenac
Differenz 3. – 1. Tag	22°	17° ($p < 0,05$)
Differenz 7. – 1. Tag	33°	17° ($p < 0,05$)

Tabelle 6. Beurteilung der Verträglichkeit der Prüfmedikationen nach Abschluß der Therapie durch die Prüfärzte (Spontanangaben).

	Diclofenac plus Vitamin B_1, B_6	Diclofenac
sehr gut	15	8
gut	33	43
mäßig	3	1
schlecht	–	–

Vitamin-Kombination lautet das Urteil in 18 der Fälle »sehr gut« (Beschwerdefreiheit innerhalb von 3 Tagen), für Diclofenac hingegen wurde nur in 6 der Fälle die Beurteilung „sehr gut" gegeben (Chi-Quadrat-Test $p < 0.01$). Dieser Unterschied ist in der Patientengruppe mit mehr als 3 Rezidiven in der Anamnese besonders deutlich (Tabelle 7).

Schlußfolgerung

In vorausgegangenen Prüfungen konnte der positive Einfluß der Vitamine B_1, B_6 und B_{12} auf die schmerzhaften Lendenwirbelsäulen-Beschwerden nachgewiesen werden. Patienten, die mit einer Kombination der drei B-Vitamine und Diclofenac behandelt worden waren, wurden schneller und deutlicher beschwerdefrei als die Patienten unter der alleinigen Gabe von Diclofenac.

Aufgrund der Ergebnisse dieser Prüfung kann festgestellt werden, daß die Vitamine B_1 und B_6 entscheidend dazu beitragen, die analgetische und antiphlogistische Wirkung von Diclofenac zu verstärken bzw. zu ergänzen.

Tabelle 7. Abschlußbeurteilung des Therapieerfolges (differenziert nach Anzahl der Rezidive zu Prüfungsbeginn)

	Diclofenac plus Vitamin B_1, B_6		Diclofenac	
	$\leq$ 3 Rez.	> 3 Rez.	$\leq$ 3 Rez.	> 3 Rez.
sehr gut	6	12	4	2
gut	13	11	8	11
mäßig	4	1	8	9
schlecht	3	1	6	4

Zusammenfassung

In dieser doppelblinden, randomisierten Vergleichsprüfung sollte untersucht werden, ob die Kombination aus Diclofenac und den Vitaminen B_1 und B_6 im Vergleich zu Diclofenac alleine eine ähnliche oder gleiche Überlegenheit in der Wirksamkeit zeigt wie Diclofenac plus Vitamin B_1, B_6, B_{12} in früheren Studien.

Zu diesem Zweck wurde die Prüfung im Design ähnlich konzipiert wie die einer vorausgegangenen (Kuhlwein et al. 1990), bei der sich eine deutliche Überlegenheit der Vitamin B_1-, B_6-, B_{12}-/Diclofenac-Kombination gegenüber Diclofenac allein gezeigt hatte. Von den insgesamt 104 Patienten mit Lendenwirbelsäulensyndromen erhielten 52 ausschließlich Diclofenac (3 × 25 mg/Tag) und 52 Patienten erhielten zusätzlich Vitamin B_1 und B_6 (jeweils 3 × 50 mg/Tag).

18 Patienten (35 %) in der B-Vitamin-/Diclofenac-Gruppe und 6 Patienten (11 %) in der Diclofenac-Gruppe konnten die Behandlung bereits nach 3 Tagen mit sehr gutem Ergebnis abschließen. Der Unterschied zwischen beiden Behandlungsgruppen ist gesichert ($p < 0.01$).

Nach 7 Tagen waren 24 Patienten (47 %) der B-Vitamin-/Diclofenac-Gruppe und 19 Patienten (37 %) der Diclofenac-Gruppe beschwerdefrei. 4 Patienten (8 %) in der B-Vitamin-/Diclofenac-Gruppe und 10 Patienten (19 %) in der Diclofenac-Gruppe mußten die Prüfung am 3. Tag wegen Unwirksamkeit oder Verschlechterung abbrechen. Beim Vergleich der Abschlußbeurteilung ergab sich ein gesicherter Unterschied zugunsten der Diclofenac-/B-Vitamin-Kombination ($p < 0.01$). Dieser Unterschied ist besonders bei der Patientengruppe mit mehr als 3 Rezidiven in der Anamnese festzustellen. Die deskriptive Auswertung weiterer Kriterien (Verlauf der Schmerzintensität, Angaben auf der visuellen Schmerzskala und Funktionsprüfungen) ergaben ebenfalls gesicherte Unterschiede zugunsten der Diclofenac-/B-Vitamin-Kombination.

Aufgrund der Ergebnisse dieser Prüfung kann festgestellt werden, daß die Vitamine B_1 und B_6 offensichtlich entscheidend dazu beitragen, die analgetische und antiphlogistische Wirkung von Diclofenac zu verstärken bzw. zu ergänzen.

Literatur

1. Brüggemann G, Koehler CO, Koch EMW (1990) Ergebnisse einer Doppelblindprüfung Diclofenac plus Vitamin B_1, B_6, B_{12} versus Diclofenac bei Patienten mit akuten Beschwerden im Lendenwirbensäulenbereich. Klin. Wochenschrift 68, 116–120
2. Kuhlwein A, Meyer HJ, Koehler CO (1990) Einsparung von Diclofenac durch B-Vitamine: Ergebnisse einer randomisierten Doppelblindprüfung mit reduzierten Tagesdosierungen von Diclofenac (75 mg Diclofenac versus 75 mg Diclofenac plus B-Vitamine) bei akuten Lendenwirbelsäulensyndromen. Klin. Wochenschrift 68, 107–115
3. Lettko M, Schwieger G, Pudel V (1986) Ergebnisse einer Doppelblindstudie, Neurofenac gegen Diclofenac, zum Nachweis der additiven Wirksamkeit der B-Vitamine. Rheuma, Schmerz, Entzündung 6 (8): 22–30
4. Vetter G, Brüggemann G, Lettko M et al. (1988) Verkürzung der Diclofenac-Therapie durch B-Vitamine. Ergebnisse einer randomisierten Doppelblindstudie, Diclofenac 50 mg gegen Diclofenac 50 mg plus B-Vitamine, bei schmerzhaften Wirbelsäulenerkrankungen mit degenerativen Veränderungen. Z Rheumatol 47: 351–362

Adresse des Verfassers:

Dr. med. A. Kuhlwein
Ärztlicher Dienst der Stadt
Hamburg
Alter Steinweg 4
2000 Hamburg

Nutzen-Risiko-Bewertung einer hochdosierten B-Vitamintherapie

K. Pietrzik, M. Hages

Institut für Ernährungswissenschaft, Abt. Pathophysiologie der Ernährung des Menschen, Universität Bonn

Einleitung

Im Rahmen der „Pommersfeldener Gespräche" wurde 1987 erstmalig eine Nutzen-Risiko-Bewertung einer hochdosierten Vitamin B_1-, B_6 und B_{12}-Therapie vorgenommen [37]. Anhand der seit 1987 in der einschlägigen Literatur publizierten Daten wird heute die Diskussionsgrundlage aktualisiert und eine erneute Risikobewertung versucht. Während einige neuere Arbeiten auf den möglichen therapeutischen Nutzen einer Vitamin B_1-, B_6- und B_{12}-Therapie hinweisen (s. Beiträge von Janka et al., Koch et al. und Kuhlwein), wird vor allem die Diskussion um das Risiko einer hochdosierten Vitamin B_6-Therapie kontrovers geführt [4, 9, 13, 20, 21, 23, 29].

Zur weiteren Absicherung und Einschätzung der publizierten Fälle werden zusätzlich die im Rahmen der Spontanerfassung unerwünschter Arzneimittelwirkungen (UAW) dokumentierten Fälle in die Bewertung einbezogen. Das Spontanerfassungssystem beruht im wesentlichen auf der freiwilligen „spontanen" Entscheidung des Arztes, Beobachtungen mitzuteilen, die er für mögliche unerwünschte Wirkungen eines Arzneimittels hält. Die Angaben werden produktspezifisch den einzelnen Firmen zur Kenntnis gebracht und zentral vom BGA erfaßt. Da das BGA die gespeicherten Angaben der Öffentlichkeit nur begrenzt zugänglich macht, wurde das firmeninterne, produktspezifische Spontanerfassungssystem zweier großer deutscher Pharmahersteller ausgewertet. Dazu wurden alle UAWs der letzten Jahre, die bei den beiden Anbietern (A und B)[1] – die ein Großteil der Angebotspalette und der veschiedenen Darreichungsformen repräsentieren – dokumentiert sind, in die Bewertung mit einbezogen.

Thiamin

Die Diskussion einer möglichen Thiaminunverträglichkeit nach oraler und nach parenteraler Applikation wurde bereits in Pommersfelden ausführlich geführt. Die Mehrzahl der bis 1987 recherchierten UAWs, bei denen in Einzelfällen auch anaphylaktische Reaktionen mit letalem Ausgang auftraten, wurden vor 1970 beschrieben.

Nach diesem Zeitpunkt finden sich nur noch wenige Publikationen zur Thiaminunverträglichkeit. Dies ist einerseits auf einen zunehmend selteneren parenteralen Einsatz von Thiamin, andererseits auf einen höheren Reinheitsgrad der galenischen Zubereitungen zurückzuführen. Unter Abwägung des möglichen Restrisikos wurde von seiten des Bundesgesundheitsamtes in der Thiaminmonographie [10] bezüglich der Nebenwir-

---

[1] für die bereitwillige Offenlegung der produktspezifischen und firmeninternen Dokumentation der UAWs im Rahmen des Spontanerfassungssystems danken wir den Firmen Merck (Darmstadt) und Hoffmann-LaRoche (Grenzach)

kungen folgende Formulierung gebraucht: „In Einzelfällen sind Schweißausbrüche, Tachykardie, Hautreaktionen mit Juckreiz und Urticaria beschrieben worden. Nach parenteraler Gabe von Vitamin B_1 können in Einzelfällen Überempfindlichkeitsreaktionen z. B. Exantheme, Atemnot und Schockzustände auftreten".

Seit 1987 wurden beim Vitamin B_1 nur noch fünf Fälle einer allergischen bzw. allergoiden Gegenreaktion auf Vitamin-B_1-haltige Präparate in der Fachliteratur dokumentiert:

So reagierte bei einer großangelegten Sicherheitsüberprüfung von 100 mg i.v. appliziertem Thiaminhydrochlorid ein Proband von 989 Versuchspersonen bei insgesamt 1079 Thiamingaben mit generalisiertem Pruritus [34]. Bezogen auf das Gesamtkollektiv entsprach dies einer Inzidenz von 0,093 %. Allerdings fehlt im beschriebenen Fall der eindeutige klinische Nachweis einer Thiaminunverträglichkeit.

Ein weiterer Fall wurde bei einer Frau beschrieben, die 9 Tage nach Beginn einer intravenösen Therapie mit Thiamin-Monophosphat-Disulfid (zur Behandlung einer allergischen Leberdysfunktion infolge einer Indomethacinbehandlung) Fieber und zwei Tage später einen generalisierten urticaria-ähnlichen Ausschlag entwickelte. Der Patchtest sowohl mit Indomethacin als auch Thiamin war negativ. Bei erneuter gleichzeitiger Gabe von Indomethacin und Thiamin reagierte die Patientin wiederum mit Fieber, allerdings ohne begleitenden Hautausschlag [31].

Drei Patienten erkrankten nach längerer Einnahme von Präparaten mit Thiamin-Propyldisulfid (3 bzw. 20 Jahre) an einer chronischen pigmentierten Purpura. Provokationstests wurden bei dieser Studie nicht vorgenommen, jedoch verschwanden die Hautveränderungen ohne weitere Behandlung allein durch Absetzen der Vitamin-Präparate. Die Autoren vermuten nach längerer Vitamin-B_1-Aufnahme eine zunehmende Thiaminakkumulation in der Haut und eine dadurch verursachte Epithelschädigung. Eine kurzfristige Thiaminaufnahme reicht offenbar nicht zur Induktion pruritischer Läsionen aus. Bei längerer Aufnahme stellt Thiamin damit möglicherweise einen der ätiologischen Faktoren bei der Entstehung der chronischen pigmentierten Purpura dar [25].

Wertet man zusätzlich die Angaben des Spontanmeldesystems aus, so ist bei dem Anbieter A, der in den Jahren 1988 und 1989 insgesamt 0,3 Mio. Ampullen eines Thiaminpräparates abgesetzt hat, keine Meldung einer UAW eingegangen.

Beobachtet man einen längeren Zeitraum (von 1980–1989), so läßt sich nach den aus den vorliegenden Berichten des Spontanmeldesystems (Anbieter B) ableiten, daß im Zusammenhang mit der Ampullenform eines Vitamin-B_1-haltigen Präparates insgesamt 480.000 abgegebenen Ampullen (Einzeldosen) je ein Fall von Fieber/Schüttelfrost bzw. Urticaria gegenüberstehen.

Cobalamin

In sehr seltenen Fällen muß auch beim Cobalamin mit Nebenwirkungen gerechnet werden [11, 37]. Jedoch wurden im Zeitraum von 1987 bis 1990 in der einschlägigen Literatur (recherchiert mit der Medline Datenbank bis 10/1990) keine Reaktionen auf Vitamin B_{12} beschrieben.

Im Spontanmeldesystem der befragten Anbieter liegen für diesen Zeitraum ebenfalls keine Berichte über UAWs vor, die auf eine Cobalaminunverträglichkeit hinweisen.

Pyridoxin

In Pommersfelden berichteten wir 1987 [37] von seit 1983 vermehrt beobachteten sensorischen Neuropathien nach längerfristiger hoher Vitamin-B_6-Gabe [7, 14, 15, 27, 30, 32]. Die neurologischen Ausfallserscheinungen wurden in der Mehrzahl nach Gabe von Vitamindosen zwischen 500 mg und 6 Gramm über 2 bis 40 Monate beobachtet. In Einzelfällen wurden Veränderungen auch schon bei Vitamindosen unterhalb von 500 mg beschrieben. Zwischen der Höhe der täglichen Vitamin-B_6-Dosis und der Einnahmedauer bis zum Beginn der neurologischen Erkrankung bestand eine inverse Beziehung. Das Absetzen des Pyridoxins führte innerhalb der nächsten sechs Monate zur weitgehenden bzw. vollständigen Remission der Veränderungen.

Das vergleichsweise seltene Auftreten der Erkrankung sowie die häufig unzureichende Dokumentation der beobachteten Fälle mit sensorischer Neuropathie nach hoher Vitamin-B_6-Aufnahme schränkten die Aussagefähigkeit der Fallbeschreibungen für verbindliche Dosierungsempfehlungen ein. So sind die in der Literatur gemachten Angaben über die Einnahmedosis und -dauer häufig nicht objektivierbar, weil sie entweder ausschließlich durch telefonische Befragung der Patienten [27] oder aber durch suggestive Fragestellung [15] ermittelt worden sind. Eine exakte Dosierungsgrenze ließ sich daher 1987 nicht mit letzter Sicherheit angeben. Es sprach aber vieles dafür, daß die kritische Grenzdosis der täglichen Pyridoxinzufuhr zwischen 300 und 500 mg liegt. Von uns wurde in Pommersfelden empfohlen, eine maximale tägliche Dosis von 300 mg nicht zu überschreiten. Wir gingen davon aus, daß unterhalb dieser Grenzdosis mit hoher Sicherheit mit keinen neurologischen Ausfallserscheinungen zu rechnen ist.

Seit 1987 wurden sensorische Neuropathien nach einer hohen Pyridoxinaufnahme noch viermal diagnostiziert. In zwei Fällen nahmen die Patienten 1 bzw. 2 Gramm Vitamin B_6 neun Montate bzw. einige Jahre zu sich, bevor sich erste neurologische Ausfallserscheinungen wie Gangstörungen, reduzierte Reflexe, Beeinträchtigungen des Tast- und Vibrationsgefühls u. a. m. einstellten [18, 33]. In einem Fall wurde neben der sensorischen Neuropathie eine subepidermale vesikuläre Dermatose ähnlich einer Porphyria cutanea tarda – allerdings ohne Störungen im Porphyrinstoffwechsel – beobachtet [18].

Die beiden anderen im Beobachtungszeitraum publizierten Neuropathien entwickelten sich akut nach mehrmaliger Gabe von insgesamt 132 bzw. 183 Gramm Pyridoxin innerhalb von drei Tagen. Die hohen Vitamin-B_6-Dosen erhielt ein Ehepaar als Antidot nach einer Morchelvergiftung mit G. esculenta. Drei bzw. vier Tage nach Beendigung der Vitamintherapie zeigten beide Patienten erste neurologische Ausfallserscheinungen, die sich dann zum vollausgebildeten Krankheitsbild der sensorischen Neuropathie steigerten. Neben den bekannten Symptomen litten sie an Lethargie, Müdigkeit, Nystagmus sowie Atemschwierigkeiten. Diese Symptome sind bei den bisher beobachteten, durch Pyridoxin induzierten Neuropathien nicht beschrieben worden und daher möglicherweise auf die außergewöhnlich hohen Pyridoxinmengen zurückzuführen. Die durch die exzessiven Pyridoxinmengen an den Neuronen provozierten pathologischen Veränderungen waren offenbar so gravierend, daß sich die Ausfallserscheinungen auch ein Jahr nach der Vitaminbehandlung noch nicht vollständig wieder zurückgebildet hatten [1].

Neben diesen Fallbeschreibungen wurden in den letzten Jahren zahlreiche Statements und zusammenfassende Diskussionsbeiträge zur Problematik der Pyridoxinintoxikation veröffentlicht [3, 4, 6, 9, 12, 13, 20, 21, 23, 29]. In einigen dieser Publikationen wurden auch Vorschläge für eine Dosierungsbegrenzung gemacht. Einzelne Autoren sind der Auffassung, daß eine regelmäßige Pyridoxinzufuhr von mehr als 200 mg/Tag mit einem neurologischen Risiko verbunden ist. Im Extremfall wird sogar eine tägliche Vitamin-

B_6-Zufuhr von 25 bzw. 50 mg/Tag [20, 21] als kritisch angesehen. Andere Autoren sehen dagegen ein Intoxikationsrisiko erst bei einer regelmäßigen täglichen Pyridoxinzufuhr von mehr als 1 Gramm [9].

Tierexperimentell ergaben neuere Untersuchungen eine unterschiedliche Speziesempfindlichkeit für hohe Pyridoxingaben. So scheint das Intoxikationsrisiko mit zunehmender Körpergröße zu steigen. Mäuse sind offenbar weitgehend resistent gegen den neurotoxischen Effekt von Pyridoxin, während größere Säuger wie Ratten, Meerschweinchen und Hunde zunehmend empfindlicher auf hohe Pyridoxinmengen reagieren. Der Mensch ist aufgrund der bisher vorliegenden Untersuchungen am sensitivsten für hohe Pyridoxingaben (bezogen auf Dosis/kg KG) [36].

Befunde aus Untersuchungen mit Ratten stützen die Hypothese, daß die Art der neuralen Pyridoxinschädigung dosisabhängig ist. Je nach applizierter Wirkstoffmenge existieren zwei grundsätzlich unterschiedliche Schädigungen: Die degenerativen Veränderungen beginnen bei niedrigeren Vitaminmengen (150 bzw. 300 mg/kg KG pro Tag) in den sensorischen Neuronen und bewirken einen axonalen Abbau. Bei hohen Vitamin-B_6-Dosen (> 600 mg/kg KG pro Tag) schreiten die Veränderungen zentrifugal zu den distalen Axonen fort. Die DRG- (= dorsale Wurzelganglien)-Neurone sind nekrotisiert und führen zu einem Versagen der peripheren und zentralen sensorischen Axone.

Funktionell reichen die Schädigungen von einem klinisch weitgehend unauffälligen Erscheinungsbild bis zu einer schweren sensorischen Paralyse [24, 28, 35, 36].

Die neuropathologische Schädigung war im Tierversuch bei unregelmäßiger, von therapiefreien Intervallen unterbrochenen Pyridoxinapplikation (z. B. 200 mg/kg KG zweimal täglich an fünf Tagen in der Woche) deutlich geringer als bei kontinuierlicher, täglicher Gabe der gleichen Dosis [24].

Zusammenfassend ergab die durchgeführte Literaturrecherche seit 1987 vier Fälle einer sensorischen Neuropathie nach hohen Vitamin-B_6-Gaben. Diese in Anbetracht der häufigen Einnahme von pyridoxinhaltigen Medikamenten sehr seltene Nebenwirkung wird durch die Befunde aus mehreren Tierexperimenten bestätigt. Wenn auch die beim Menschen beschriebenen Fälle häufig unzureichend recherchiert und dokumentiert sind, so müssen die publizierten Fälle doch ernst genommen und bei einer Dosierungsempfehlung für eine längerfristige Pyridoxintherapie berücksichtigt werden.

Im Spontanmeldesystem von Anbieter B wurde bei Berücksichtigung der weltweiten Meldungen im Zeitraum von 1975–1990 lediglich ein Fall einer Neuropathie mitgeteilt (England 1986: „tingling extremities"). Die Auswertung des Spontanmeldesystems von Anbieter A, der in den Jahren 1988 und 1989 insgesamt 0,1 Mio. Ampullen eines Pyridoxinpräparates abgesetzt hat, ergab keine Nebenwirkungsmeldung im Beobachtungszeitraum.

Vitaminkombinationen

Dreierkombinationen (Vitamin B_1, -B_6, -B_{12})

Nicht viel anders ist die Situation bei Vitamin B_1, -B_6 und -B_{12}-haltigen Kombinationspräparaten. Im Spontanmeldesystem von Anbieter A, der seit 1987 ca. 55 Mio. Dragees eines Vitamin B_1, -B_6 und -B_{12}-haltigen Kombinationspräparates abgegeben hat, liegt für den Beobachtungszeitraum lediglich eine Nebenwirkungsmeldung vor, die jedoch im Zusammenhang mit der Einnahme anderer Medikamente auftrat und sich in Form von Übelkeit und Magenschmerzen bemerkbar machte. Ein Zusammenhang mit dem eingenommenen Vitaminpräparat ist nicht zuletzt deshalb relativ unwahrscheinlich, weil im gleichen Beobachtungszeitraum keine Nebenwirkungsmeldung einging, die mit der Einnahme des gleichen, aber höher dosierten Präparates – bei 56 Mio. verkauften Stückzahlen – in Verbindung steht. Selbst bei der Ampullenform der gleichen Kombination wurde im zuvor genannten Zeitraum bei 1 Mio. Einzeldosen keine UAW gemeldet.

Multivitaminkombinationen

Deutlich anders stellt sich jedoch die Situation bei Multivitaminpräparaten (z. B. für die komplette parenterale Ernährung) dar, die teilweise bis zu 8 Einzelvitamine enthalten. Die Galenik dieser Präparate ist naturgemäß wesentlich komplexer und beinhaltet Lösungsvermittler bzw. Hilfsstoffe wie Benzylalkohol und Propylenglykol sowie bestimmte Konservierungsstoffe. Nach Angaben von Anbieter A wurden im letzten 10-Jahres-Zeitraum etwa 50 UAWs beobachtet, wobei die verkaufte Stückzahl zu berücksichtigen ist. Allein in den Jahren 1988 und 1989 wurden insgesamt 3,4 Mio. Ampullen in den Handel gebracht. Bezieht man die Gesamtzahl der Meldungen pro Jahr auf die verkaufte Stückzahl, errechnet sich eine Nebenwirkungsinzidenz von 1 : 340.000. Die gemeldeten Nebenwirkungen umfassen leichtere Reaktionen anaphylaktoiden Charakters wie Frösteln bis hin zu klassischen anaphylaktischen Reaktionen wie Schock mit nachfolgendem Exitus.

Wertet man die UAWs aus, die im Spontanmeldesystem von Anbieter B dokumentiert sind, so kommt man zu einem ähnlichen Ergebnis. Hier sind verschiedene Vitaminkombinationen im Angebot, die 5–7 Einzelvitamine (darunter immer B_1, B_6, B_{12}) enthalten und nicht nur parenteral, sondern auch peroral appliziert werden. Seit 1972 liegen 40 Berichte über UAWs vor; in den meisten Fällen handelt es sich um leichtere Unverträglichkeitserscheinungen z. T. allergischen Charakters. Im gesamten Beobachtungszeitraum wurden jedoch nur 3 Fallberichte anaphylaktischer Reaktionen nach parenteraler Applikation mitgeteilt (Indien 79, Schweiz 82, Deutschland 89). Betrachtet man z. B. den Zehnjahreszeitraum von 1980–1989, so ergibt sich für Deutschland, daß 16 Mio. abgegebene Ampullen (Einzeldosen) einer anaphylaktischen Reaktion gegenüberstehen. Für das Gebiet der Schweiz ergibt sich eine anaphylaktische Reaktion auf 1,7 Mio. abgegebene Ampullen.

Risikobewertung

Anhand der vorliegenden Meldungen, die im Rahmen der Spontanerfassung unerwünschter Arzneimittelwirkungen bei den beiden befragten Herstellern jeweils produktspezifisch vorliegen, kann festgestellt werden, daß die Nebenwirkungsinzidenz der Vitamine B_1, B_6 und B_{12} sowohl als Monopräparate als auch in Dreierkombination *faktisch* gegen Null geht.

Es muß jedoch berücksichtigt werden, daß das Spontanmeldesystem zwar die Erfassung seltener und seltenster Nebenwirkungen ermöglicht, es handelt sich dabei aber bestenfalls um eine Inzidenzabschätzung, denn längst nicht alle aufgetretenen UAWs werden gemeldet. Die Bestimmungen, ob ein bestimmter Fall meldepflichtig ist oder nicht, haben sich in der Vergangenheit mehrfach geändert. Um Inzidenzen aus dem Spontanmeldesystem zu schätzen, wird die Zahl der beobachteten Nebenwirkungsfälle auf die Verordnungszahlen bezogen. Diese Schätzung ist mit vielen Unsicherheiten behaftet. Häufig wird versucht, von den tatsächlich gemeldeten Fällen auf die Zahl der insgesamt aufgetretenen Nebenwirkungsfälle zu schließen. Aus den verschiedensten Gründen wird nur ein sehr kleiner Teil der tatsächlich aufgetretenen Nebenwirkungen berichtet: So spielt die Schwere und der Bekanntheitsgrad der Nebenwirkung, die Motivation, der Ausbildungsgrad und das Engagement des beobachtenden Arztes ebenso eine Rolle wie die erhöhte Aufmerksamkeit der verordnenden Ärzte bei neu eingeführten Arzneiformulierungen sowie die Zunahme der Berichtsfrequenz nach Veröffentlichungen über eine bestimmte Nebenwirkung.

Oft wird als grober Anhalt für das „Underreporting" das Verhältnis 1 : 10 genannt, d. h. ein berichteter Fall repräsentiert 10 ereignete Fälle. Diese Zahl stammt jedoch aus dem Spontanmeldesystem in Großbritannien. Dort ist das Melden von Nebenwirkungen an die Behörde viel gängiger als in der Bundesrepublik Deutschland, so daß bei uns das Underreporting sicherlich noch eine viel größere Rolle spielt. Außerdem bezieht sich das Verhältnis 1:10 auf *schwere* Nebenwirkungen, wobei man davon ausgeht, daß schwerwiegende unerwünschte Wirkungen eher gemeldet werden als leichte und bekannte.

Viele Meldungen über unerwünschte Arzneimittelwirkungen haben nur einen sehr geringen Informationengehalt, der häufig trotz Recherchen nicht befriedigend vervollständigt werden kann. Dadurch ist der Kausalzusammenhang zwischen beobachtetem Ereignis und der Anwendung des verdächtigten Arzneimittels oft nicht bestimmbar. Dennoch werden auch diese Fälle normalerweise zu Inzidenzschätzungen herangezogen.

Die Anzahl der mit einem Medikament behandelten Patienten läßt sich ebenfalls oft nur sehr grob schätzen. Bekannt sind zwar die Verkaufszahlen einer bestimmten Arzneimittelspezialität über einen bestimmten Zeitraum, unbestimmt sind dagegen häufig die Dosierung und die Dauer der Therapie. Außerdem spielt hier die Compliance der Patienten eine Rolle, da nur ein bestimmter Prozentsatz der verordneten Tabletten eingenommen wird.

Dennoch ist auch unter Zugrundelegung aller Unwägbarkeiten bei den genannten Vitaminen sowohl als Monopräparat als auch in der Dreierkombination nur mit einer äußerst geringen Nebenwirkungsinzidenz zu rechnen.

Das bei parenteraler Anwendung von Multivitaminpräparaten (bis zu 8 Einzelvitamine in komplexer Galenik) deutlich häufigere Vorkommen von UAWs kann als weiteres Indiz für das extrem geringe Risiko der hier interessierenden Dreierkombination gewertet werden. Wenn nämlich tatsächlich den Vitaminen B_1, B_6 und B_{12} ein gehäuftes Risiko zukäme, müßte dies in vergleichbarem Umfang sowohl bei Multivitaminpräparaten als auch bei der Kombination von B_1, B_6 und B_{12} auftreten. Da dies nicht der Fall ist, scheint die spezielle Galenik bei Multivitaminpräparaten deren höheres Nebenwirkungspotential zu erklären.

Bezüglich möglicher Neuropathien als Folge einer hochdosierten Pyridoxingabe läßt sich anhand des Spontanmeldesystems keine nähere Bewertung vornehmen, da bei den befragten Firmen im untersuchten Zeitraum lediglich ein Fall dokumentiert wurde.

Hinsichtlich der Risikobewertung einer hochdosierten Pyridoxintherapie ist es auch bei Einbeziehung der neuesten Literatur schwierig, eine verbindliche Grenze für eine ungefährliche Dosierung bei einer längerfristigen Pyridoxintherapie zu ziehen, denn offensichtlich besteht zwischen der Einnahmemenge und der Einnahmedauer eine gegenläufige Beziehung. In der Praxis heißt dies, daß eine Pyridoxingabe im Grammbereich über eine Woche möglicherweise weniger schädigend sein kann als eine niedrige Vitamin-B_6-Aufnahme über Jahre. Dies bedeutet, daß in einer Empfehlung beide Faktoren – also Dosis und Einnahmedauer – als bestimmende Größen eingehen müssen.

Das Bundesgesundheitsamt hat dieser Überlegung bereits Rechnung getragen, indem es in der neuen Vitamin-B_6-Monographie von 1988 eine Pyridoxinaufnahme von mehr als 1 Gramm auf maximal zwei Monate begrenzt. Empfehlungen zur Vitamin-B_6-Einnahmedauer bei niedrigeren Dosierungen gibt das BGA nicht. Um hier zu rational begründeten Dosierungsempfehlungen zu kommen, haben Bendich und Cohen [6] die tägliche Einnahmedosis und die Einnahmedauer einer Reihe der bisher in der Literatur nach einer Pyridoxinmedikamentation beschriebenen Neuropathien [2, 7, 15, 18, 28, 30, 32, 33] in einem Diagramm gegenübergestellt (Abb. 1). In einer zweiten Graphik (Abb. 2) wurde darüber hinaus die im Beobachtungszeitraum bzw. bis zum Krankheitsausbruch insgesamt aufgenommene Vitamin-B_6-Menge der Einnahmedauer gegenüber-

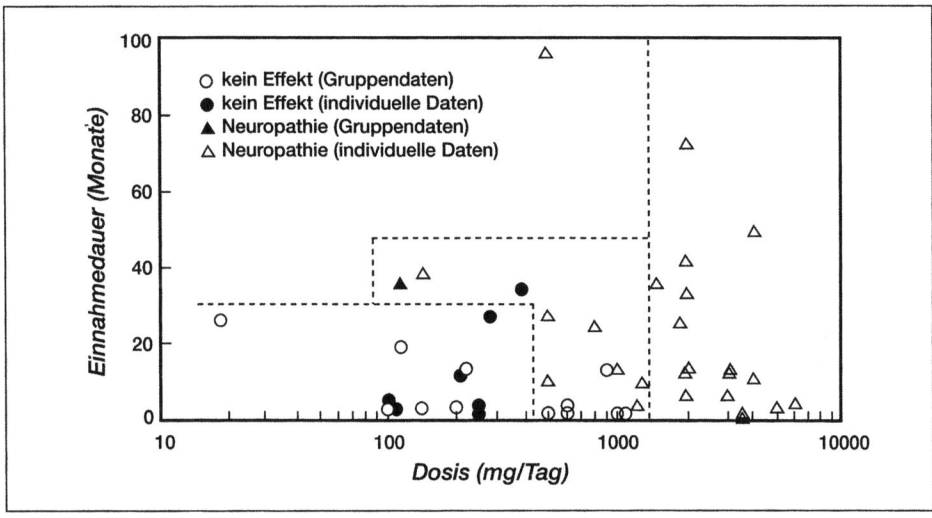

Abb. 1. Beziehung zwischen Pyridoxinaufnahme, Behandlungsdauer und Auftreten einer Neuropathie bezogen auf die tägliche Pyridoxinaufnahme [28].

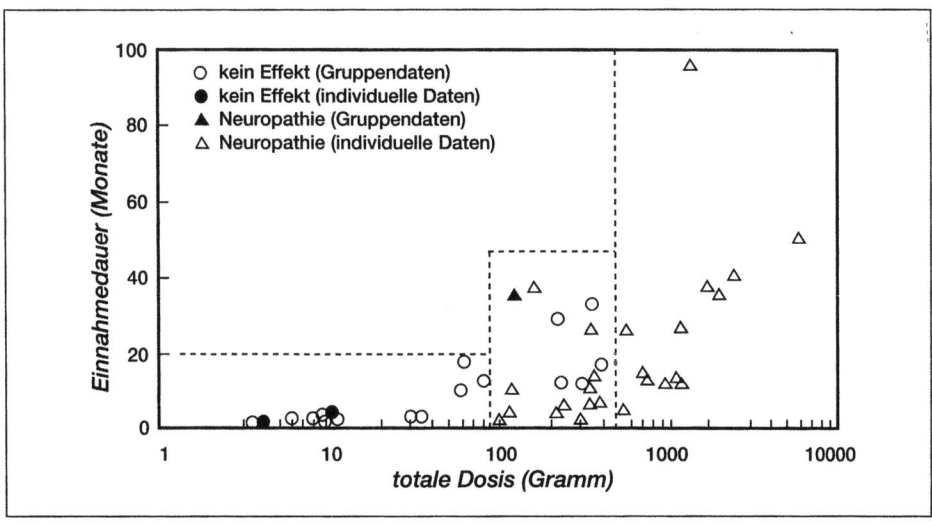

Abb. 2. Beziehung zwischen Pyridoxinaufnahme, Behandlungsdauer und Auftreten einer Neuropathie bezogen auf die gesamte Pyridoxinaufnahme [28].

gestellt. Bei den Darstellungen wurden auch Publikationen über sensorische Neuropathien berücksichtigt, bei denen aufgrund mangelhafter wissenschaftlicher Recherche und Dokumentation Zweifel an der Richtigkeit der dargestellten Befunde bestand. Zusätzlich wurden zum Vergleich in die Darstellung die Daten von Untersuchungen mit aufgenommen, bei denen auch nach längerer Pyridoxinaufnahme keine Nebenwirkungen beobachtet wurden [5, 15, 16, 17, 19, 22, 26].

Bei der Betrachtung der graphischen Gegenüberstellung von Einnahmedauer und -dosis (Abb. 1) fällt auf, daß bei einer täglichen Zufuhrmenge von maximal 500 mg und einer Einnahmedauer von maximal 2 Jahren in keinem Fall eine Neuropathie auftrat, während bei Dosierungen oberhalb von einem Gramm in Einzelfällen schon nach ein oder zwei Monaten neurologische Fehlfunktionen auftreten konnten. Für täglichen Aufnahmemengen zwischen 500 und 1000 mg bzw. für eine Einnahmedauer von mehr als zwei Jahren lassen sich keine sicheren Empfehlungen ableiten, da in diesen Bereichen sowohl Neuropathien als auch unauffällige Befunde auftreten.

Noch eindeutigere Empfehlungen läßt die Gegenüberstellung von der gesamten Pyridoxinaufnahmemenge und der Einnahmedauer zu (Abb. 2). Hier lassen sich noch eindeutiger Dosis-/Zeit-Beziehungen mit geringem, mittlerem und höherem Risiko zuordnen. So ist eine Gesamtdosis von maximal 100 Gramm, eingenommen innerhalb von maximal 20 Monaten, in keinem Fall mit einer Neuropathie assoziiert. Dagegen induziert eine Gesamtaufnahme von mehr als 1000 Gramm in allen betrachteten Untersuchungen neurologische Veränderungen. Im Dosisbereich zwischen 100 und 1000 Gramm kommen sowohl unauffällige als auch pathologische Befunde vor.

Aus den vorgestellten Darstellungen läßt sich ableiten, daß eine Dosierung oberhalb von 1000 mg Pyridoxin/Tag bzw. oberhalb einer Gesamtdosis von 1000 Gramm Vitamin B_6 mit einem neurologischen Risiko verbunden sein kann. Umgekehrt scheint eine tägliche Pyridoxinaufnahme von weniger als 500 mg/Tag bzw. besser noch eine Gesamtdosis von weniger als 100 Gramm ein verschwindend geringes Risiko für eine vitamininduzierte Neuropathie darzustellen. Setzt man diese beiden Wert zueinander in Beziehung, so läßt sich der Zeitraum einer „sicheren Einnahmedauer" nach folgender Formel ableiten:

$$\text{sichere Einnahmedauer} = \frac{\text{sichere Gesamtdosis}}{\text{sichere tägliche maximale Dosis}}$$

Beim vorgestellten Beispiel der Pyridoxinintoxikation wird die ermittelte sichere Gesamtdosis von 100 Gramm durch die maximale tägliche Einnahmemenge von 500 mg/Tag dividiert. Es errechnet sich eine maximale Einnahmedauer von 200 Tagen.

Ein anderer möglicher Weg zur Aufstellung von Dosierungsbegrenzungen besteht auch in der Ableitung der sicheren täglichen Aufnahmemenge nach folgender Formel:

$$\text{sichere tägl. Aufnahmemenge} = \frac{\text{sichere Gesamtdosis}}{\text{korrelierende Einnahmedauer}}$$

Bei der hier vorgenommenen Beurteilung ergibt sich auf der Grundlage einer sicheren Gesamtdosis von 100 Gramm und der damit korrelierenden (sicheren) Einnahmedauer von 20 Monaten eine empfehlenswerte tägliche Dosierungsbegrenzung auf ca. 170 mg.

Die so ermittelten Dosis-/Zeit-Beziehungen können jedoch nur als Orientierungsgrundlage verstanden werden. Zu bedenken ist hier zum einen die Tatsache, daß in die graphische Ableitung auch Untersuchungen von zweifelhafter wissenschaftlicher Qualität eingegangen sind, die die Zuverlässigkeit der ermittelten Zahlen reduzieren und die Grenzwertfindung stark einschränken. Zum anderen ist zu berücksichtigen, daß es sich bei den vorgestellten Neuropathien um Einzelfälle handelt, denen eine große Anzahl von Pyridoxinaufnahmen gegenübersteht, die ohne neurologische Veränderungen einhergehen, aber in die graphische Darstellung nicht eingegangen sind.

In Anbetracht des in der Gesamtheit sehr seltenen Auftretens von Neuropathien nach einer längeren Therapie mit Vitamin B_6 ist die Vermutung naheliegend, daß neben der Vitamingabe weitere Voraussetzungen die Entstehung neurologischer Veränderungen zusätzlich begünstigen. Zu nennen sind hier z. B. Alkoholabusus, Medikamentenmißbrauch u. a. m. Da der Großteil der publizierten Neuropathien unzureichend recherchiert worden ist, bleiben derartige Überlegungen vorläufig Spekulation.

Die dargestellten Widersprüchlichkeiten, wie das verschwindend geringe Nebenwirkungsrisiko in Anbetracht des sehr großen Kollektivs der Benutzer von Vitaminpräparaten bei gleichzeitiger Notwendigkeit einer Begrenzung von Einnahmedosis und -dauer aufgrund der in der Literatur publizierten Neuropathien, sowie die Ungenauigkeiten und Versäumnisse bei der Recherche der bisher in der Literatur dargestellten Neuropathien lassen nach wie vor nur mit Einschränkung die Aufstellung einer Dosierungsbegrenzung zu. Auch unter Berücksichtigung ungünstigster Annahmen (Fallbeschreibung durch telefonisches Interview bzw. suggestiver Befragung), sollte die Pyridoxinaufnahme aufgrund der dargestellten Befunde bei einer Aufnahmedauer von mehr als 200 Tagen 200 mg nicht überschreiten. Bei einer Einnahme bis zu ca. 200 Tagen kann die Zufuhrmenge durchaus auch bis 500 mg/Tag betragen.

Die hier vorgenommene Bewertung soll keineswegs dazu verleiten, daß bei der Konzeption von Dosierungsempfehlungen einer mathematischen Ableitung das Primat eingeräumt wird. Eine Berechnung kann aber die Gesamtbewertung stützen und ergänzen, wobei die individuelle Variabilität als nicht zu kalkulierender Unsicherheitsfaktor bestehen bleibt.

Literatur

1. Albin RL, Albers JW, Greenberg HS, Townsend JB, Lynn RB, Burke JM, Alessi AG (1987) Acute sensory neuropathy – neuropathy from pyridoxine overdose. Neurology 37: 1729–1732
2. Baer RL, Stillman MA (1984) Cutaneous skin changes probably due to pyridoxine abuse. J Am Acad Dermatol 10: 527–528
3. Bässler KH (1988) Megavitamin therapy with pyridoxine. Internat Vit Nutr Res 58: 105–118
4. Bässler KH (1989) Nutzen und Gefahren einer Megavitamintherapie mit Vitamin B_6. Deutsches Ärzteblatt 86: A3500–3505
5. Barber GW, Spaeth GL (1969) The successful treatment of homocystinuria with pyridoxine. J Pediatr 75: 463–478
6. Bendich A, Cohen M (1990) Vitamin B_6 safety issues. Ann N Y Acad Scien 585: 321–330
7. Berger A, Schaumburg HH (1984) More on neuropathy from pyridoxine abuse. N Engl J Med 311: 986
8. Bethwaite P (1987) Vitamin B_6 (pyridoxine) and the premenstrual tension syndome. N Zeal Med J 100: 261
9. BGA-Monographie Vitamin B_6 (Pyridoxin) (1984) Bundesanzeiger Nr. 84 vom 04.05.1984
10. BGA-Monographie Vitamin B_1 (Thiamin) (1987) Bundesanzeiger vom 21.07.1987
11. BGA-Monographie Vitamin B_{12} (Cobalamin) (1989) Bundesanzeiger Nr. 59 vom 29.03.1989
12. Brown GR, Greenwood JK (1987) Megavitamin toxicity. Canad Pharmaceut J 120: 80–87
13. Cohen M, Bendich A (1986) Safety of pyridoxine: a review of human and animal studies. Toxicol Lett 34: 129–139
14. Dalton K (1985) Pyridoxine overdose in premenstrual syndrome. Lancet 1: 1168
15. Dalton K, Dalton MJT (1987) Characteristics of pyridoxine overdose neuropathy syndrome. Acta Neurol Scand. 76: 8–11
16. Day JB (1979) Clinical trials in the premenstrual syndrome. Curr Med Res Opin 6 (suppl 5): 40–45

17. Ellis J, Folkers K, Watanabe T, Kaji M, Saji S, Caldwell JW, Temple CA, Wood FS (1979) Clinical results of a crossover treatment with pyridoxine and placebo of the carpal tunnel syndrome. Am J Clin Nutr 32: 2040–2046
18. Friedman MA, Resnick JS, Baer RL (1986) Subepidermal vesicular dermatosis and sensory peripheral neuropathy caused by pyridoxine abuse. J Am acad Dermatol 14: 915–917
19. Harpey JP, Rosenblatt DS, Cooper BA, Lafourcade J, Roy C (1981) Homocystinuria caused by 5, 10-methylenetetrahydrofolate reductase deficiency: Case of an infant responding to methionine, folinic acid, pyridoxine and vitamin B_{12} therapy. J Pediatr 98: 275–278
20. Heinrich HC (1989) Neuro- und embryotoxische Nebenwirkungen von Vitamin B_6. Med Mo Pharm 12: 215–216
21. Heinrich HC (1989) Neuro- und embryotoxische Nebenwirkungn von Vitamin B_6. Med Mo Pharm 12: 393–396
22. Hollowell JG, Coryell ME, Hall WK, Findley JK, Thevaos TG (1968) Homocystinuria as affected by pyridoxine, folinic acid and vitamin B_{12}. Proc Soc Exp Biol Med 129: 327–333
23. Katan MB (1988) Toxiciteit van hoge doses vitamine B_6 en nicotinezuur. Ned Tijdschr Geneeskd 132: 662–663
24. Krinke GJ, Fitzgerald RE (1988) The pattern of pyridoxine-induced lesion: difference between the high and the low toxic level. Toxicology 49: 171–178
25. Nishioka K, Katanama I, Masuzawa M, Yokozeki H, Nishiyama S (1989) Drug-induced chronic pigmented purpura. J Dermatol 16: 220–222
26. Palareti G, Salardi S, Piazzi S, Legnani C, Poggi M, Grauso F, Caniato A, Coccheri S, Cacciari E (1986) Blood coagulation changes in homocystinuria: Effects of pyridoxine and other specific therapy. J Pediatr 109: 1101–1106
27. Parry GJ, Bredesen DE (1985) Sensory neuropathy with low-dose pyridoxine. Neurology 35: 1466–1468
28. Podell RN (1985) Nutritional supplementation with megadoses of B_6: Effective therapy, placebo, or potentiator of neuropathy. Postgrad Med 77: 113–116
29. Reimann J (1989) Neuro- und embryotoxische Nebenwirkungen von Vitamin B_6. Med Mo Pharm 12: 392–393
30. Schaumburg HH, Kaplan J, Windebank A (1983) Sensory neuropathy from pyridoxine abuse: a new megavitamine syndrome. N Engl J Med 309: 445–448
31. Takashima T, Shimizu R, Tamaki A (1987) A case of liver dysfunction due to indomethacin and drug fever due to vitamin B_1. Skin Research 29: 641
32. Vasile A, Goldberg R, Kornberg B (1984) Pyridoxine toxicity: report of a case. J Am Osteopath Assoc 83: 790–791, 1984
33. Waterstone JA, Gilligan BS (1987) Pyridoxine neuropathy. Med J Austr 146: 640–642
34. Wrenn KD, Murphy F, Slovis CM (1989) A toxicity study of parenteral thiamine hydrochloride. Ann Emerg Med 18: 867–870
35. Xu J, Sladky JT, Brown MJ (1987) Proximal to distal Axonopathy after acute experimental pyridoxine intoxication. Neurology 37: 310–311
36. Xu Y, Sladky JT, Brown MJ (1989) Dose-Dependent expression of neuropathy after experimental pyridoxine intoxication. Neurology 39: 1077–1083
37. Zöllner N, Fassl H, Jurna I, Pietrzik K, Schattenkirchner M (Hrsg) (1988) Klinische Bedeutung von Vitamin B_1, B_6, B_{12} in der Schmerztherapie. Steinkopff, Darmstadt

Anschrift des Verfassers:

Prof. Dr. med. vet. K. Pietrzik
Institut für Ernährungswissenschaft
Abt. Pathophysiologie der Ernährung des Menschen
Endenicher Allee 11–13
5300 Bonn

MIX
Papier aus verantwortungsvollen Quellen
Paper from responsible sources
FSC® C105338

If you have any concerns about our products,
you can contact us on
ProductSafety@springernature.com

In case Publisher is established outside the EU,
the EU authorized representative is:
**Springer Nature Customer Service Center GmbH
Europaplatz 3, 69115 Heidelberg, Germany**

Printed by Libri Plureos GmbH
in Hamburg, Germany